护理基础与实践

李 兴 等 主编

汕頭大學出版社

图书在版编目（CIP）数据

护理基础与实践 / 李兴等主编. -- 汕头 ： 汕头大学出版社，2023.11

ISBN 978-7-5658-5181-0

Ⅰ．①护… Ⅱ．①李… Ⅲ．①护理学 Ⅳ．①R47

中国国家版本馆CIP数据核字(2023)第240962号

护理基础与实践
HULI JICHU YU SHIJIAN

主　　编：李　兴　曹　瑁　潘　莹　陈彩霞　王　方　许　聪
责任编辑：陈　莹
责任技编：黄东生
封面设计：钟晓图
出版发行：汕头大学出版社
　　　　　广东省汕头市大学路 243 号汕头大学校园内　　邮政编码: 515063
电　　话：0754-82904613
印　　刷：廊坊市海涛印刷有限公司
开　　本：710 mm×1000 mm　1/16
印　　张：11.75
字　　数：200 千字
版　　次：2023 年 11 月第 1 版
印　　次：2024 年 1 月第 1 次印刷
定　　价：128.00 元
ISBN 978-7-5658-5181-0

《护理基础与实践》
编写委员会

主 编

李 兴(邢台市第三医院)

曹 瑞(深圳市龙华区人民医院)

潘 莹(连云港市第一人民医院)

陈彩霞(广东省中山市中医院)

王 方(南京医科大学第一附属医院)

许 聪(辽宁省人民医院)

副主编

何晓璐(广东省中山市西区医院)

杨 露(四川大学华西医院)

徐廷丰(重庆市綦江区人民医院)

海和平(平顶山市中医医院)

李娟娟(济宁医学院附属医院)

周静慧(中国人民解放军联勤保障部队第九六四医院)

陈祖贵(荆州市第一人民医院)

吴淑敏(屯昌县人民医院)

王雪妃(屯昌县人民医院)

李小蕾(屯昌县人民医院)

王 凤(新疆医科大学第一附属医院)

编 委

杨欣竹(湖南中医药大学第一附属医院)

前　言

护理学是以维护和促进健康、减轻病痛、提高生命质量为目的，运用专业知识和技术为患者提供健康服务的一门科学。近年来，随着科技的进步，护理学的发展日新月异，许多护理新理论和新技术不断涌现并广泛应用于临床，有效地减轻了患者负担、缓解了患者病情。这就要求护理工作人员具备更高的人文素质、实践技能、整体护理知识和社会知识，本书正是在这样的背景下编写而成的。

本书由具有深厚护理学专业知识和丰富临床实践经验的一线资深护理骨干编写，着重介绍临床常见的护理内容，涵盖面广，资料新颖，贴近临床，科学实用，重点突出整体护理理念。

本书可供各科护理同仁参阅使用。在编写过程中，由于作者较多，写作方式和文笔风格不一，再加上时间及篇幅有限，难免存在疏漏和不足之处，望广大读者提出宝贵意见和建议。

编　者

目　录

第一章　护理人员的管理

护理人力资源管理的目标是通过履行选人、用人、育人、留人四个主要管理职能，达到充分激发护理人员的活力，提高其专业能力的目的，并通过有效利用竞争机制、激励机制及约束机制，不断降低人力成本，提高护理工作效率，实现组织目标。

第一节　护理人员的编设

护理人力资源编设是医院人力资源规划和决策中的重要组成部分，人员编设是否合理，直接影响护理岗位人员的数量和质量，影响护理人员的积极性和护理队伍的稳定性，继而影响工作效率和护理质量。随着社会经济的不断发展，卫生体制改革的不断深入，为适应民众不断增长的健康需求、保障医疗安全，2008 年，国务院制定颁布了《护士条例》以维护护士的合法权益、规范护理行为，并且从立法的角度强调医院的"床护比"必须达到国家所要求的最低配置标准。《护士条例》经 2008 年 1 月 23 日国务院第 206 次常务会议通过，于 2008 年 1 月 31 日公布，自 2008 年 5 月 12 日起施行。

2020年3月27日，根据《国务院关于修改和废止部分行政法规的决定》修订。合理配备护理人力资源，从而充分发挥护理人员的积极性，对提高护士的工作满意度、减少职业倦怠现象、保障护理质量显得尤为重要。作为护理管理者，必须掌握护理人员编设的原则和方法，确保在适当的岗位配备适当数量和质量的护理人员，实现人员和护理服务活动的合理匹配，保证为服务对象提供安全、专业的护理服务。

一、护理人员编设的依据和方法

（一）护理人员编设的依据

我国医院护理人员的编设主要以国家和卫生行政部门相关政策和规定为依据。《护士条例》从立法的角度强调医院的"床护比"必须达到国家所要求的最低配置标准。目前，我国医院护理人员的编设主要以卫生部（现国家卫生和计划生育委员会）1978年颁布的《综合医院组织编制原则试行草案》（简称《编制原则》）、《等级医院评审标准》《医院管理评价指南》，以及国家卫生和计划生育委员会2014年6月发布的《优质护理服务评价细则》为依据。随着人们健康需求的增长及经济社会发展对护理事业发展提出的新要求，护理学的内涵、职责、范围等都发生了很大的变化。护理管理者应配合卫生行政部门，研究制定合理的护理人员编制方案。

（二）按卫生部《编制原则》计算

我国现行的护理人员配置标准主要参照卫生部（现国家卫生和计划生育委员会）1978 年颁布的《综合医院组织编制原则试行草案》（简称《编制原则》）中规定的床人比来配置各类医护人员的数量。该《编制原则》对医院的床护比做如下规定：医院平均床护比 500 张床位以上为 1∶0.58~1∶0.61，300~500 张床位为 1∶50~1∶0.52，少于 300 张床位为 1∶0.40~1∶0.46；普通病区床护比平均为 1∶0.4。

（三）按等级医院评审标准计算

我国现行的等级医院评审标准主要依据国家卫生和计划生育委员会发布的《三级综合医院评审标准（2022 年版）》和《二级综合医院评审标准（2022 年版）》。这两份等级医院评审标准，对护士人力资源配备提出了宏观的、与医院自身条件和工作任务相适应的要求，即要求护士人力资源配备与医院的功能和任务一致，有护理单元护士的配置原则，有紧急状态下调配护理人力资源的预案。以临床护理工作量为基础，根据收治患者特点、护理等级比例、床位使用率对护理人力资源实行弹性调配。

（四）按《优质护理服务评价细则》计算

2010 年以来，为满足患者全程、全面、专业化和人性化的护理服务需求，卫生部（现国家卫生和计划生育委员会）在全国范围内开展"优质护理服务示范工程"活动,在改革医院临床护理服务模式、推进以患者为中心的岗位管理、满足患者服务需求等方面进行了积极的探索和改革。

2014年6月,国家卫生和计划生育委员会再次发出"关于开展优质护理服务评价工作的通知",并发布了《优质护理服务评价细则》,要求医院护士人力资源配备应与医院功能、任务及规模一致,满足护理工作需求。按照《优质护理服务评价细则》的要求,医院护理人员编设指标应符合下列要求:①临床护理岗位的护士数量占护士总数≥90%;②医院病房护士总数与实际开放床位比不低于0.4∶1,每位责任护士平均负责患者人数≤8人,病区各班次责任护士结构和数量搭配合理、科学;③ICU护士与实际床位之比不低于2.5∶1;④手术室护士与开放手术间之比不低于3∶1。

(五)按护理工作量计算

1. 护理工作量测量的概念

即找出护理患者的主要任务及对护理工作的要求,量化护理工作,得到护理患者所需要的工时数。

2. 护理工作量测量的意义

护理工作量的测量是决定护士配置的重要依据,科学合理地配置护士数是人力资源规划的重要内容,工作量的测量有助于提高护理工作质量,有助于合理有效地利用护理人力资源。

根据护理工作量进行护理人员编设是比较合理并有一定说服力

的方法，主要是通过对护理工作量和消耗时间之间相互关系的研究来确定护理人员的数量。目前多数医院根据分级护理要求，计算每位患者在 24 小时内所需的直接护理和间接护理时间的评价时数，即以"平均护理时数"为依据计算工作量。护理工时主要是利用国家规定的标准工时推算，如 1980 年南京市护理学会对 7 家医院进行测定：一级护理的患者每日所需护理时数为 4.5 小时；二级护理为 2.5 小时；三级护理为 0.5 小时；间接护理 40 张床的日均护理时间为 13.3 小时。

3. 护理工作量测量方法的局限性

对患者所患的疾病及病情轻重程度考虑得比较少；测量方法中大多只是测量了护士在做什么而不是患者需要什么；现存测量工具的信度和效度不够高，缺乏一个受到广泛认可的测量方法；缺乏与护理费用相联系。

（六）以病人分类系统为基础计算

近年来，国外医院多采用病人分类系统来确定和量化病人的护理需要，进而预测其所需要的护理人力。病人分类系统是一种用来测量在某一特定时间段内，护理一位特定病人或一群病人的工作量的工具。多数病人分类系统使用加权标准计算每个病人的护理量，然后再预测下一个 24 小时该病人所需的护理时间。病人分类系统经历了原型分类法、因素型分类法、混合型分类法等阶段。美国的罗斯麦迪可斯量表-病人分类（Rush Medicus tool-patientcl assification system，RMT-PCS），是目前比较知名的病人分类系统之一。这种方法采用原型分类方法对病人进行分类，分类依据不是护士的主观判断，而是根据因素型方法对病人进行评价后的结果。RMT-PCS包含37项指标，决定护理时数采用相关回归法，决定护理时数的变量包括3种护理工作，即直接护理、间接护理和非护理活动。对病人特点、工作负荷因素的应用可以明确病人种类及护理工作量，计算护理人力需求，为合理收费提供依据。但它存在护士分配比例固定、缺乏灵活性的缺点。

二、护理人员编设的影响因素

（一）法律法规

护理人员的编设必须依据我国的相关法律法规，例如工时制度、公休日、病事假、产假、劳保、教育培训等方面的相关法律和法规。护理人员中青年女性占多数，在人员编设时应考虑到产假、哺乳期等因素，确保护理人员编设既要满足医院岗位职责的需要，也要保障劳动者应该享有的权益，在法律法规范围内合理编设护理人员。

（二）护理人员素质

人员的素质决定护理服务的质量和工作效率。护理人员业务能力强、工作效率高、与服务对象沟通好，则节省编制；若护理人员业务水平较低、能力较差时则影响工作效率，需要编设较多护理人员才能满足服务对象的需要。

（三）工作数量和质量

工作数量和质量是影响护理人员编设的主要原因。工作量主要受床位数、床位使用率、床位周转率等因素影响；护理服务的质量与护理业务范围的广度和技术难度有关。不同类型与级别的医院、不同护理方式、不同护理级别病人所要求的护理内容不同，护理质量标准也不同，对护理人员的编设也要根据医院的实际情况进行合理安排。

（四）社会因素

医院在社会中的地位和功能、医疗保险制度、护理对象的经济状况和社会背景等，都会影响护理人员的编设。

（五）工作条件

工作条件是指医院建筑和布局、物品和各种仪器、自动化设备等方面的情况。不同的工作条件对护理人力需求不同，如集中式建筑和布局比分散式节约人力，仪器设备的自动化程度高更节省人力。

三、护理人员编设的原则

（一）以护理对象为中心原则

临床护理工作的目标就是满足护理对象的需要。护理人员的编设应以护理对象为中心，根据医院的功能任务，在分析护理业务范围和种类的基础上确定具体护理人员的数额，满足护理对象的护理需求，保证护理工作的顺利完成。

（二）结构合理原则

护理人员编设不仅要考虑护理人员的总体数量，还要考虑各层次护理人员的比例，保证护理学科的持续发展。结构合理要求护理人员在专业结构、能力结构、年龄结构、职称结构等方面形成一个合理的护理团队，实现护理人员的能级对应，发扬取长补短的团队协作精神。

（三）成本效率原则

人力成本是医院最大的成本，人员编设首先考虑满足服务对象和工作标准的需要，同时也要考虑成本效率。管理者在进行护理人员编设时，应根据服务对象的特点、护理等级比例、床位使用率等情况，对护理人力资源实行弹性配置，以提高工作效率，降低人力成本。

（四）动态平衡原则

随着医疗技术水平的不断提高和医院管理体制与管理模式的不断变革，护理专业的服务范围不断拓展，新技术层出不穷，对护理人员的素质要求也在发生变化。同时，护理人员的能力和知识也在不断提高和丰富。因此，管理者应及时调整护理人员的编设，使岗位与护理人员的能力相匹配，实现人与工作的动态平衡。

第二节 护理人员的招聘与使用

人员招聘是医院护理人力资源形成的关键，直接影响着医院核心竞争力的形成及可持续发展目标的实现，具有非常重要的战略地位。吸纳优秀的护理人员，将其安排在适当的岗位，实现人员与岗位的合理匹配，是护理人力资源管理工作的重点内容之一。

一、护理人员的招聘

护理人员的招聘是根据医院总体发展规划和护理工作岗位的需要，采用多种途径从医院内部或外部发现和吸纳与岗位职责相匹配的护理人员来填补岗位空缺的过程，其目标就是为医院引进优秀护理人才，满足医院发展的需要。

（一）招聘原则

1. 按岗择人

招聘护理人员是为弥补医院相关岗位空缺或满足新增护理工作岗位的需要，其数量及资质由空缺或新增岗位的任职资格来决定。管理者应清楚空缺或新增护理工作岗位的性质，客观分析岗位要求，并根据医院的长远发展目标，有目的、有计划地组织招聘活动，实现按岗择人。

2. 择优

择优是人力资源选择的根本目的，管理者必须制定科学的考核程序、录用标准，采用恰当的测试方法来考核和鉴别人才，并根据测试结果的优劣来选拔人才。只有坚持择优原则，才能真正为医院选到良才。

3. 全面考核

护理人员的素质决定了护理质量，管理者应对应聘人员的品德、知识、能力、智力、健康状况、心理素质、既往工作经验和成绩等方面进行全面考核，多方位、多渠道了解其综合素质和发展潜能，为医院选拔出最合适的员工。

4. 公平公开

招聘时应公开选聘信息，将医院概况、招聘岗位、岗位职能、招聘人数、应聘者的条件、招聘程序等信息通过各种途径向社会公布。对所有应聘护理人员一视同仁，任人唯贤，杜绝一切不正当竞争行为。

5. 效率优先

招聘是一种投资行为，其过程需投入大量的时间、人力和财力。在招聘过程中，要根据不同的招聘要求，灵活选用恰当的招聘形式和方法，在保证招聘人员质量的前提下，尽可能地降低成本，尽可能以少的成本选聘到最合适的护理人才。

6. 能级对应

由于应聘护理人员在知识、能力、性格、阅历等方面存在差异，管理者在招聘时应量才录用，尽可能地使应聘人员的能力与岗位要求相一致，实现人得其职，职得其人。

(二) 招聘过程

从广义上讲，医院护理人员招聘包括准备、实施和评估 3 个阶段。

1. 准备阶段

(1) 招聘需求分析包括招聘环境分析、医院护理人力资源现状分析、招聘需求确定等。根据医院各部门提出的用人要求，结合医院护理人力资源现状，确定护理空缺岗位及数量。

(2) 明确招聘岗位要求包括招聘岗位的任职资格，对应聘护理人员在知识结构、能力、年龄、素质、工作经验等方面的具体要求。

2. 实施阶段

招聘工作的实施是整个招聘活动的核心，我们通常所说的招聘就是指此阶段，包括招募、甄别、录用 3 个步骤。

(1) 招募

根据用人条件与标准，充分了解护理人力资源市场的供求信息，通过网络、电视等媒体发布招聘信息，选择适宜的招聘渠道和相应的招聘方法，吸引优秀的应聘者，并接受应聘者申请。

（2）甄别

医院在吸引到众多符合标准的应聘者之后，采用科学的方法对应聘者的任职资格和工作的胜任程度进行客观、系统的测量和评价，选择出最适合医院需要的人才。人员的甄别直接决定医院最后录用的人员，因此是招聘工作的关键环节，也是技术性最强的一步。护理人员的甄别必须遵循科学性、有效性、可行性的原则。常用的人员甄别方法有初步筛选、笔试、面试、心理测验等。

（3）录用

在这个阶段，管理者根据空缺护理岗位的要求和前期甄别的成绩，综合评价，确定录用人员。对录用的人员发出录用通知、办理录用手续、试用、正式录用等。接到录用通知的应聘者也会做出自己的决策，决定是否接受医院的招聘，最终实现个人与工作的合理匹配。

3. 评估阶段

对招聘进行评估是招聘工作的最后一个步骤，即对整个招聘过程进行评估，以便发现招聘工作中存在的问题，并对问题进行分析，寻找解决的对策，从而对招聘进行优化，提高以后招聘的效果。评估的内容既包括对获得的护理人力资源数量、质量评估，也包括招聘成本效益评估及招聘整改措施的研究。

（三）招聘途径

护理人员的招聘途径包括两种：一是从医院内部提升，也称为内部招聘；二是从医院外部招聘。人们往往认为招聘仅是对外部人员而言，其实医院的内部护理人员也是空缺岗位的后备人选。医院选用何种招聘途径，由管理者根据具体情况而定。

1. 内部招聘

内部招聘是从医院内部挑选适当的护理人员补充到空缺或新增岗位上。医院内部招聘主要包括发布工作公告、查看护理人员档案记录信息和管理层指定3种途径。

（1）发布工作公告

工作公告是最常见的医院内部选拔方法，通过工作公告的形式向全院职工通报现有空缺或新增的职位及任职要求等，鼓励所有符合条件的员工积极参加应聘。

（2）查看护理人员档案信息

这种方法指利用护理人员档案材料，获得其在教育、培训、经验、技能、绩效等方面的信息资料，寻找合适的人员补充职位，对档案信息的准确性要求比较高。医院应建立人力资源信息系统，以方便对组织人员的信息进行查询和管理。

（3）管理层指定

对于医院内有些岗位，特别是管理岗位，常常是管理层根据考核结果和岗位要求指定候选人，有时候由高层管理者直接任命。

内部招聘的主要优点：①护理人员因有自我实现的机会，工作积极性增强，有利于护理队伍的稳定；②基于日常的相互了解，选聘的准确性高，被提升的护理人员能较快胜任工作；③招聘成本较低，程序简化，节省培训费用；④对其他护理人员有激励作用。

内部选聘是护理管理者经常使用的选聘方法，但也存在局限性：①内部选聘通过竞争形式产生，选聘失败者可能会有不满情绪，工作热情会受到挫伤；②易产生"近亲繁殖""任人唯亲"的不正当行为；③对院内职工不具备任职能力的岗位，内部选聘的培训成本较高。

2. 外部招聘

外部招聘是从医院外部获得所需人才的方法。外部招聘的主要途径包括学校招聘、发布广告、网络招聘、借助中介机构等。

（1）学校招聘

目前是医院从外部招聘护理人员常用的方法之一。学校招聘的主要形式是召开毕业生双选会，另外也可通过采取张贴海报、委托学校就业部门、邀请毕业生到单位实习等方式进行。

（2）发布广告

医院人力资源管理部门借助报纸、杂志、电视、广播、网络等媒体，广泛发布招聘广告，吸引应聘者。这种途径因为信息扩散面大，能吸引到较多的应聘者，人才备选率较高，获得优秀护理人才的可能性较大。

（3）借助中介机构

医院可以通过人才中介机构，包括各类劳务市场、人才市场、就业服务中心、猎头公司等进行护理人力资源招聘。这种途径应聘来源广，不易受裙带关系影响，有利于实现招聘工作的公正性和公平性。

（4）网络招聘

医院通过网络发布招聘信息，应聘者通过网络将个人信息提供给医院。网络招聘分为两种：一种是医院通过网络获得应聘者的信息并进行初步筛选，初选通过的应聘者接到通知后进入医院组织的甄别、录用等程序，网络在招聘过程中只是起到发布信息、获得信息和初步筛选的作用；另一种是所有招聘过程都在网络上完成，即通过网络筛选和网络面试来完成。网络招聘覆盖面大、成本低，但是也存在信息处理难度大、虚假信息大量存在、隐私可能泄露等问题。随着互联网大数据时代的来临，视频招聘也成为一种借助网络技术而生的新型招聘方法。

外部招聘的主要优点：①护理人才来源广，选择范围大，可为医院招聘到一流人才；②为组织注入新的观念与思路，有利于创新性开展工作；③缓和与内部竞争者之间的矛盾，有利于协调人际关系；④有利于老职工形成竞争意识和危机意识，在一定程度上激发老职工的工作热情。

外部招聘的局限性在于：①招聘成本较高；②外部招聘人员与医院及组织环境、文化的磨合需要较长时间，进入角色较慢；③缺乏对应聘者全面真实的了解。

二、护理人员的分工方式

(一) 按专业技术职称分工

卫生部（现国家卫生和计划生育委员会）于 1979 年在《卫生技术人员职称及晋升条例（试行）》中规定了护理人员的专业技术职称，包括主任护师、副主任护师、主管护师、护师、护士等。各级护理专业技术人员具有明确的职责及晋升的要求。

(二) 按行政职务分工

医院行政职位根据医院的等级任务要求设置，实行护理部主任、科护士长、护士长三级管理或总护士长、护士长二级管理制度，不同职务的护理人员承担与之相适应的岗位职责。

(三) 按工作场所分工

按照护理人员工作场所不同，将护理人员分为病区护士、门诊护士、手术室护士、婴儿室护士、供应室护士等。随着护理工作范围的扩大，护理人员的工作岗位也在不断拓展，如在社区工作的初级卫生保健护士、承担服务对象康复任务的康复护士以及为服务对象提供某方面专科知识的咨询护士等。

(四) 按工作模式分工

护理工作模式是随着医学模式的转变和护理学不断发展的过程逐渐总结出来的，以满足不同服务对象的护理需要。在临床上常见的护理工作模式包括个案护理、功能制护理、小组制护理、责任制护理、责任制整体护理等。

1. 个案护理

个案护理也称特别护理或专人护理，是由一名护理人员负责一位服务对象所需要的全部护理内容，即"一对一"地对服务对象实施整体护理。一般适用于监护室、手术室、器官移植等特殊的护理岗位，由于服务对象的病情复杂严重，需护理人员 24 小时进行观察、护理。

优点：有助于护理人员及时发现服务对象的病情变化，为服务对象提供全面、细致的护理服务；有助于护理人员与服务对象直接沟通，提高服务对象的满意度；有利于护理人员明确工作任务与职责，增强责任心。

缺点：对护理人员的能力、技术要求较高；护理人员轮班，对服务对象的护理缺乏连续性；"一对一"的护理人力成本较高，只能适用于特殊岗位。

2. 功能制护理

功能制护理是以工作内容为中心，每位护理人员负责某一项工作内容，服务对象所需的全部护理内容由不同的护理人员相互配合提供。依据工作内容的不同，可将护理工作细分为主班、治疗班、护理班、大小夜班，由护士长负责具体排班安排。

优点：节省人力、设备与时间，便于护士长进行组织管理；有利于护理人员熟练掌握专业技能，提高工作效率。

缺点：服务对象的护理活动由多人提供，不利于服务对象与护理人员之间沟通；容易忽略服务对象"人"的整体性，不利于提供全方位的整体护理；护理人员被动、重复、机械劳动多，易产生工作疲惫感，从而影响工作积极性。

3. 小组制护理

小组制护理是个案护理与功能制护理相结合的一种护理方式，是将护理人员分成若干小组，每组由一位管理能力和业务能力较强的护士任组长，在组长的策划和组员的参与下，制定服务对象的护理计划，为一组服务对象提供护理服务。护理小组常由3~4人组成，负责10~20位服务对象的护理工作。

优点：小组成员间相互学习，共同合作，有利于执业能力的提高；小组成员集思广益，共同制定和实施护理计划，有利于提高护理质量；小组成员目标明确，有助于提高护理人员的工作满意度。

缺点：护理责任在小组，服务对象得到的是整体护理的片段，缺乏归属感，不利于心理治疗与康复；对护理组长的知识、技能及管理能力要求较高。

4. 责任制护理

责任制护理于20世纪80年代初由美国引入我国，是在"生物—心理—社会"医学模式影响下产生的一种新的临床护理工作方法，强调以服务对象为中心，应用护理程序，为服务对象提供整体、连续、协调、个性化的护理服务。护理人员不再是医嘱的机械执行者，而是运用专业知识对服务对象实施全面系统的身心整体护理者。在临床护理工作中，护士分为责任护士和辅助护士。一般情况下，1名责任护士负责护理 4~6 名服务对象，对所主管的服务对象实行 8 小时在班、24 小时负责制。责任护士不在班时，由辅助护士按照责任护士制定的护理计划对服务对象实施护理。

优点：服务对象从入院到出院由责任护士按照护理程序实施系统的、连续的护理服务，提高了护士的责任感和工作积极性；加强了医护之间的合作，同时护患关系也更为密切；服务对象参与护理计划的制定和实施，有利于充分调动其主观能动性。

缺点：对责任护士的知识、业务技术水平及总体素质要求较高；必须配备足够的护理人员，人力成本高。

5. 责任制整体护理

责任制整体护理是一种整体护理与责任制护理相结合的护理工作模式，它依据护理人力资源现状，采用分组管理，按护士能力、患者病情、护理工作量实现"以病人为中心"的人员组织结构和护理工作制度，护理工作责任到人。具体体现在两个方面：①病区实施责任制分工方式，责任护士为病人提供整体护理服务，履行基础护理、病情观察、治疗、沟通和健康指导等护理工作职责，使其对所负责的病人提供连续、全程的护理服务；②每个责任护士均负责一定数量的病人，每例病人均有相对固定的责任护士对其全程负责。

临床护理工作中，护士岗位设为护理组长和责任护士，根据工作时段、病人数量和病人病情的危重程度，合理协调人员配置。

优点：病人获得连续、全程、全面的护理服务，对护理工作的满意度较高；护理人员分工明确，责任到人，责任感增强；实行按职上岗，合理配置人力资源，护理工作效率大大提高；护理人员工作积极性增强，能够激发护士的求知欲。

缺点：护理工作节奏加快，护理人员自身工作压力较大。

三、护理人员的排班

排班是护理管理者对护理人力资源合理分配和使用的过程，也就是根据护理工作的内容、任务、程序及本部门人力资源的具体情况和时间安排，全面考虑，实现系统化、科学化地使用护理人员。在临床上，不管采用何种分工方式，都必须实现对服务对象 24 小时不间断的护理照顾，保证各班次紧密衔接、人员搭配合理。

（一）排班的原则

1. 服务对象为中心原则

满足服务对象的需要，保证各班次相互衔接，实现为服务对象提供 24 小时不间断的高质量护理服务。

2. 高效原则

即充分了解各项护理工作规律，分清主、次、缓、急，根据护理人员的水平和能力全面、合理安排，做到年龄、学历、气质及技能互补，避免各层次护理人员间功能的重叠，保证工作效率，降低人力成本。

3. 均衡原则

护士的工作量以白天多、夜晚少，工作日多、节假日少为特征，因此应根据工作规律，合理安排人力，保持各班工作量均衡，保证服务对象得到及时、正确的治疗和护理。

4. 公平原则

管理者在排班时，应以一视同仁的态度爱护、体谅所有护理人员，适当照顾有特殊需求的护理人员，使护理人员产生公平感和满足感。

5. 弹性原则

在排班中准备机动人员，以备紧急情况下的调遣需要。护理管理者应制定紧急情况下护理人员调配应急预案。

(二) 影响排班的因素

1. 医院政策

主要是医院人事编制政策对排班的影响。当编制的护理人员数量能满足临床护理工作对护理人员的需求时，护士长较容易进行排班；若人力不足或新成员较多时，则不易搭配。

2. 护士素质

护理人员的学历、工作经验、心理素质等因素均影响其工作能力，当护理人员的个体能力较强时，护士长较容易排班。同时，排班也受人员结构的影响，如果新护士比较多时，则不易排班。

3. 护理工作方式

不同的护理工作方式，人力需求与人员安排方法不同。如前所述，个案护理、责任制护理和系统化整体护理需要的护理人员多，且对人员的素质要求高，功能制护理则比较节省人力。监护病房、手术室、急救室等不同护理单元各有不同的工作要求，排班方法各不相同。

4. 工作时段及工作量

每天 24 小时内护理工作量不同，白天护理工作内容较多，晚间则相对少，普通工作日与节假日的工作量也不相同，不同的工作量需要不同数量的护理人员，护士长排班时应考虑工作量及工作时段因素的影响。

5. 排班方法

不同的排班方法在人力需求方面有所不同，如每日三班所需人力多于每日两班的，周期性排班与弹性排班所需人力也不相同。护士长可根据病区的工作任务和人力资源情况选用不同的排班方法。

（三）排班的类型

排班的类型根据排班权力的归属分为 3 种：集权式排班、分权式排班和自我排班法。

1. 集权式排班法

排班者为护理行政管理人员（护理部主任或科护士长），主要由护理管理者决定排班方案，其优点是管理者掌握着全部护理人力，可根据工作需要灵活调配合适的人员，比较客观、公平。缺点是对个别护理人员的照顾可能不够，会降低员工对工作的满意度。

2. 分权式排班法

排班者为基层护理管理者（如护士长），根据自己的排班计划，考虑护理人员的愿望及服务对象的需要来排班，为目前最常见的排班方式。优点是管理者能根据本部门的人力需求状况进行有效安排，也能够实现对个别护理人员的照顾。缺点是因护士长只能调配本部门的护理人员，无法实现对其他部门人员的调配，从而不能灵活地使用人员；当个人需要与工作需要发生矛盾，或护理人员的要求过多，护士长难以满足时，会引起护理人员之间的矛盾。

3. 自我排班法

由护理人员自行排班，以激励护理人员的自主性和提高工作满意度。它可以促进护理团体人际关系融洽和凝聚力，节省护士长的排班时间，但在自我排班前，应拟定排班的原则，最后由护士长协调确定，该方法是由护士共同参与的一种排班方法，体现了以人为本的思想，适用于护理人员整体成熟度较高的护理单元。

（四）排班的方法

各医院因组织结构、政策、人力配备、工作目标和管理方式不同而有不同的排班方法。目前普遍应用的排班方法有周期性排班法、弹性排班法和连续性排班法。

周期性排班法即每隔一定周期循环排班的方法。其特点是排班模式相对固定，护理人员熟悉排班规律及值班与休假时间，利于个人进行时间安排。周期排班法可以每日排两班或三班，护理人员的工作时间为 12 小时、8 小时不等，管理者应根据具体情况采用不同的方式，通常以每周工作 40 小时为标准，其中每天工作 8 小时最为常见，可保证较高的工作效率。周期性排班的优点：①节省排班所需的时间；②护理人员可以公平地获得休假机会；③上班人员固定；④班次变化少，调班少。这种排班的方法适用于病区护理人员结构合理、稳定，患者数量和危重程度变化不大的护理单元。

2. 弹性排班法

在原有周期性排班的基础上，护士长根据当天工作量及时调整护理人员的数量，以保证取得最佳的工作效率，最大限度地满足服务对象的需要。该排班法多用于手术室、急诊室及重症监护室等。弹性排班的优点：充分利用在岗人员的工作时间，节约人力成本，工作效率较高。缺点：护理人员班次不固定，不易掌握个人时间。弹性排班对护理管理者的经验与判断能力要求较高，要求其根据具体情况，随时分析人力需要，做出正确判断，并合理安排护理人员。

3. 连续性排班法

又称 APN 弹性排班法，它起源于香港的"三八班"，是近几年全国大部分医院实施的一种新型排班方法。它将一天 24 小时分为连续不断的三个班次：A 班时间为 8：00—15：00，护士 3~5 人；P 班时间为 15：00—22：00，护士 2~3 人；N 班时间为 22：00—第二天 8：00，护士 2~3 人。护理人员实现分级管理，高级责任护士、初级责任护士和助理护士按层级实行 24 小时小组责任制护理。连续性排班法的优点是提高了护理人力资源的利用率，能更好地满足服务对象的需要；夜班从过去的单人变为双人制，减少了夜间意外和风险发生；交班次数减少，增强了护理工作的连续性。

第三节　护理人员的培训

培训就是向新员工或现有员工传授完成本职工作所必需的相关知识、技能、价值观念、行为规范的过程，是对员工进行有计划、有步骤的培养和训练。护理人员的培训是组织和部门优化护理人力资源结构、激发护理人力资源潜力、提高人力资源使用效率的有效措施。

护理人员的培训包括毕业后的规范化培训和各种形式的继续教育。护理人员规范化培训是指在完成护理专业院校基础教育后，在职接受的专业化护理培训。继续教育是继规范化专业培训之后，以学习新理论、新知识、新技术、新方法为主的一种终身性护理学教育。

一、护理人员培训的原则

（一）按需施教、学用一致

护理人员培训要从人员的知识结构、能力结构、年龄情况和岗位的实际需要出发，注重将培训结果向生产力转化的实际效果。要紧密围绕为患者服务和为临床工作服务设计培训内容，注重理论与实践相结合。

（二）与组织发展战略相适应

护理人员培训首先要从组织的发展战略出发，结合医疗组织和部门的发展目标设计培训的内容、模式、规模，选择培训对象及培训时间等，以保证培训为组织发展服务，同时促进战略目标的尽早实现。

（三）综合素质与专业素质相结合

护理人员培训除了要注重提高其专业知识技能素质和职业道德素养外，还应加强个人综合素质的提高，使护理人员从工作态度、文化知识、理想、信念、价值观、人生观等方面符合组织文化要求，完成个人在组织中的社会化过程。

（四）重点培训与全员培训相结合

医院的培训需要投入成本，因此，培训工作要有所侧重，应根据在职护理人员的不同年资进行多层次培养教育，重点培养对医院护理工作的发展影响较大的护理技术骨干，特别是护理管理人员。与此同时，管理者也要做好全员培训工作，以保障护理队伍整体素质的提高。

（五）长期培训与短期培训相结合

医疗技术水平的不断发展提高，要求管理者根据专业发展趋势和本单位的长远规划确定长期的培养目标。护理人员只有不断学习，不断接受新知识和新信息才能保证自己的专业能力适应日新月异的学科发展需求。与此同时，如果岗位职责和工作内容发生变化，还应及时针对岗位需要增加急需的知识和技能，满足组织和部门新业务、新技术等对人员素质的基本要求。

二、护理人员培训的程序

护理人员培训的程序可分为分析培训需求、制定并实施培训计划及培训效果评价三个步骤。

（一）分析培训需求

培训需求分析可以从医院发展需求、工作岗位需求及护理人员的个人需求3个方面进行。主要内容包括：回顾具体护理岗位的职责和绩效期望；确定目前和将来岗位需要的知识和技能的类别；确定护理人员在知识和技能方面与岗位要求之间存在的差距等。此外，管理学者还发现，绝大多数人都要经历4个不同的职业发展阶段：探索阶段、立业阶段、职业中期及职业晚期。当人处于不同的职业阶段时，个体的培训需求也有不同。

（二）制定并实施培训计划

在确认培训需求的基础上，培训者应根据学习目标制定出有针对性的培训计划。培训计划包括：培训的组织管理人员、受训人员、培训内容及方式、培训师资、培训时间及地点、培训资料的选择、考核方式及培训费用预算等。

实施培训计划就是保证培训计划的及时执行，并在执行过程中根据实际情况进行必要的调整。在培训过程中，不仅要传授给护理人员相关的专业知识与技能，还应当通过培训教育，增进员工对自己在组织中的角色及自己与他人交往的角色的了解，提高员工的自我认识水平。

三、护理人员培训的内容

（一）职业道德

包括现代护理学的特征及对护理人员的要求、护理人员的行为规范、护理道德和社会责任、医学伦理学等护理人员应遵循的基本道德。

（二）基础理论、基本知识和基本技能

"三基"属于护理人员的基本功训练，也是护理质量控制和检查的重要内容。

（三）专科护理

包括专科护理的理论和操作技能培训两方面。随着医学的发展，各专科新业务、新技术也在不断进步和完善，应培养一批具有专科护理理论知识和娴熟专科操作技能的护理人才。具体培训内容可根据专科需要决定。

（四）护理新理论、新进展

护理人员接受护理新理论、新进展的培训将有助于开阔视野、拓宽知识领域，促进教学与科研工作的发展，推动护理事业的不断进步。

（五）管理、教学、科研

现代护理管理、护理教育及护理科研是护理学科中的重要内容。目前，国内很多医科院校在护理本科阶段的课程设置上都开设了相应课程。护理管理者、护理师资及临床护师以上人员均应根据实际需要进行相关能力的培养和提高。

（六）外语能力

护理人员的外语培训有利于国际交往、学术交流、发展循证护理以及利用国外医学资源等。

四、护理人员培训的形式及方法

(一) 培训形式

1. 岗前培训

又称定位教育，是使员工尽快适应组织、熟悉即将面对的新环境和新岗位的过程，其主要功能在于上岗前的引导。岗前培训的主要目的：①使新入职护理人员迅速融入工作环境，为今后工作打下良好基础；②使护理人员了解本院、本科室的组织文化和发展目标；③帮助护理人员熟悉胜任工作的必要知识、技能和职业道德规范，了解相关政策、规章制度和操作程序，熟悉岗位职责。

2. 在职培训

在职培训是指在不脱离工作岗位的情况下对护理人员进行的培训教育，包括工作轮转、各种形式的操作或理论培训班、学徒式的"传、帮、带"等。在职培训的特点包括：①培训的内容与工作现场实际运作情况相结合，强调实践性；②它是一个连续不断的、重复进行的过程；③培训内容具有鲜明的针对性。在职培训有助于护理人员在工作过程中积累更多的临床护理技能和扎实的理论基础，拓宽专业知识面，增强解决临床护理问题的能力。

3. 脱产培训

脱产培训是指集中时间离开工作岗位，到专门的学校、研究机构或其他培训机构接受培训教育。培训内容包括项目培训、进修、攻读学位、岗位实践培训、参观学习、调研等形式。脱产培训是一种较正规的人员培训，这种培训在理论知识方面学习的比重较大，培训内容有一定的深度并较为系统，但培训成本相对在职培训高，在培训人员数量上也受到一定的限制。

（二）培训方法

1. 讲授法

讲授法是教学人员通过口头语言向学习者传授知识、培养能力、进行思想教育的方法，在以语言传递为主的教学方法中应用最广泛，也是最传统的教育培训方法。其优点在于能使受训人员在短时间内获得大量的、系统的科学知识，有利于教学人员控制学习进度。但讲授法使学习者缺乏直接实践和及时做出反馈的机会，有时会忽视个体差异的存在，影响学生积极性的发挥，学习效果容易受教学人员讲授水平的影响。

2. 演示法

这是一种借助实物、教具进行示范演示，或通过现代化教学手段，使学生通过观察获得关于事物及其现象感性认识的方法。演示法的优点在于感官性强，能激发学习者的学习兴趣，并有助于加深对学习内容的理解和掌握。其局限性在于准备工作较为费时。

3. 讨论法

讨论法是学习者在教学人员的指导下为解决某个问题而进行探

讨、辨明是非真伪以获取知识的方法。其优点在于能更好地发挥学习者的主动性、积极性，有利于培养学习者的独立思维能力、口头表达能力，有利于促进知识和经验的交流。其局限性在于：讨论主题的选择及受训者自身学习水平的高低会直接影响培训效果，不利于学习者系统地掌握知识。

4. 远程教育法

这是一种利用电视及互联网等方式进行的培训方法，是现代信息技术应用于教育后产生的新方法。相比传统的课堂教学培训方式，远程教育培训技术具有更大的灵活性、自主性以及覆盖对象的广泛性，可以更有效地利用培训资源，提高培训效率。

5. 其他方法

护理人员的培训方法多种多样，除了以上介绍的几种方法外，还有情景模拟法、案例学习法及角色扮演法等。管理者应综合考虑医院的条件和能力、培训对象的特点、不同的培训需求等因素，选择最恰当的培训方式。

第二章　医疗与护理文件

医疗与护理文件包括医疗文件和护理文件两部分，是医院和病人重要的档案资料，也是教学、科研、管理以及法律上的重要资料。医疗文件记录了病人疾病发生、诊断、治疗、发展及转归的全过程，其中一部分由护士负责书写。护理记录是护士对病人进行病情观察和实施护理措施的原始文字记载，是临床护理工作的重要组成部分。因此，医疗和护理文件必须书写规范并妥善保管，以保证其正确性、完整性和原始性。目前全国各医院医疗与护理文件记录的方式不尽相同，但遵循的原则是一致的。

第一节　医疗与护理文件的记录和管理

医疗与护理文件包括病历、医嘱单、体温单、护理记录单、病区交班报告、特别护理记录单等内容。护士在医疗与护理文件的记录和管理中必须明确准确记录的重要意义，做到认真、细致、负责，并遵守专业技术规范。

一、医疗与护理文件的记录

（一）记录的意义

1. 提供信息

医疗与护理文件是关于病人病情变化、诊疗护理以及疾病转归全过程的客观全面、及时动态的记录，是医护人员进行正确诊疗、护理的依据，同时也是加强各级医护人员之间交流与合作的纽带。护理记录内容，如体温、脉搏、呼吸、血压、出入量、危重病人观察记录等，常是医生了解病人的病情进展、进行明确诊断并制订和调整治疗方案的重要参考依据。

2. 提供教学与科研资料

标准、完整的医疗护理记录体现出理论在实践中的具体应用，是最好的教学资料。一些特殊病例还可以作为进行个案教学分析与讨论的良好素材。

完整的医疗护理记录也是科研的重要资料，尤其是对回顾性研究具有重要的参考价值。同时，它也为流行病学研究、传染病管理、防病调查等提供了统计学方面的资料，是卫生管理机构制订和调整政策的重要依据。

3. 提供评价依据

各项医疗与护理记录，如护理记录单、危重病人护理观察记录等的书写可在一定程度上反映出一个医院的医疗护理服务质量,医院管理、学术及技术水平,它既是医院护理管理的重要信息资料,又是医院进行等级评定及对护理人员考核的参考资料。

4. 提供法律依据

医疗与护理记录是具有法律效力的文件,是为法律所认可的证据。其内容反映了病人在住院期间接受治疗与护理的具体情形,在法律上可作为医疗纠纷、人身伤害、保险索赔、犯罪刑事案件及遗嘱查验的证明。凡涉及以上诉讼案件,调查处理时都要将病案、护理记录作为依据加以判断,以明确医院及医护人员有无法律责任。因此,只有认真对待各项记录的书写,对病人住院期间的病情、治疗、护理做好及时、完整、准确的记录,才能提供有效的法律依据并保护医务人员自身的合法权益。

(二) 记录的原则

及时、准确、完整、简要、清晰是书写各项医疗与护理记录的基本原则。

1. 及时

医疗与护理记录必须及时,不得拖延或提早,更不能漏记、错记,以保证记录的时效性,维持最新资料。如因抢救急重症病人未能及时记录的,有关医护人员应当在抢救结束后6小时内据实补记,并注明抢救完成时间和补记时间。

2. 准确

准确是指记录的内容必须在时间、内容及可靠程度上真实、无误，尤其对病人的主诉和行为应进行详细、真实、客观的描述，不应是护理人员的主观解释和有偏见的资料，而应是临床病人病情进展的科学记录，必要时可成为重要的法律依据。记录者必须是执行者。记录的时间应为实际给药、治疗、护理的时间，而不是事先安排的时间。有书写错误时应在错误处用所书写的钢笔在错误字词上划线删除或修改，并在上面签全名。

3. 完整

眉栏、页码需填写完整。各项记录，尤其是护理表格应按要求逐项填写，避免遗漏。记录应连续，不留空白。每项记录后签全名，以示负责。如病人出现病情恶化、拒绝接受治疗、护理或有自杀倾向、意外、请假外出、并发症先兆等特殊情况，应详细记录并及时汇报、交接班等。

4. 简要

记录内容应重点突出、简洁、流畅。应使用医学术语和公认的缩写，避免笼统、含糊不清或过多修辞，以方便医护人员快速获取所需信息。此外，护理文件均可以采用表格式，以节约书写时间，使护理人员有更多时间和精力为病人提供直接护理服务。

5. 清晰

按要求分别使用红、蓝（黑）色钢笔书写。一般白班用蓝

（黑）色钢笔，夜班用红色钢笔记录。字迹清楚，字体端正，保持表格整洁，不得涂改、剪贴和滥用简化字。

二、医疗与护理文件的管理

医疗与护理文件是医院重要的档案资料，由门诊病历和住院病历两部分组成。门诊病历包括首页、副页和各种检查报告单；住院病历包括医疗记录、护理记录、检查记录和各种证明文件等。由于医疗与护理文件是医护人员临床实践的原始文件记录，对医疗、护理、教学、科研、执法等方面都至关重要，所以无论是在病人住院期间还是出院后均应妥善管理。

（一）管理要求

（1）各种医疗与护理文件按规定放置，记录和使用后必须放回原处。

（2）必须保持医疗与护理文件的清洁、整齐、完整，防止污染、破损、拆散、丢失。

（3）病人及家属不得随意翻阅医疗与护理文件，不得擅自将医疗护理文件带出病区；因医疗活动或复印、复制等需要带离病区时，应当由病区指定专门人员负责携带和保管。

（4）医疗与护理文件应妥善保存。各种记录保存期限具体如下。

①体温单、医嘱单、特别护理记录单作为病历的一部分随病历放置，病人出院后送病案室长期保存。

②门（急）诊病历档案的保存时间自病人最后一次就诊之日起不少于 15 年。

③病区交班报告本由病区保存 1 年，以备需要时查阅。

（5）病人本人或其代理人、死亡病人近亲属或其代理人、保险机构有权复印或复制病人的门（急）诊病历、住院志、体温单、医嘱单、化验单（检验报告）、医学影像检查资料、特殊检查（治疗）同意书、手术同意书、手术及麻醉记录单、病理报告、护理记录、出院记录以及国务院卫生行政部门规定的其他病历资料。

（6）发生医疗事故纠纷时，应于医患双方同时在场的情况下封存或启封死亡病例讨论记录、疑难病例讨论记录、上级医师查房记录、会诊记录、病程记录、各种检查报告单、医嘱单等，封存的病历资料可以是复印件，封存的病历由医疗机构负责医疗服务质量监控的部门或者专（兼）职人员保管。

（二）病历排列顺序

1. 住院期间病历排列顺序

（1）体温单（按时间先后倒排）。

（2）医嘱单（按时间先后倒排）。

（3）入院记录。

（4）病史及体格检查。

（5）病程记录（手术、分娩记录单等）。

（6）会诊记录。

（7）各种检验和检查报告。

（8）护理记录单。

（9）长期医嘱执行单。

（10）住院病历首页。

（11）门诊和（或）急诊病历。

2. 出院（转院、死亡）后病历排列顺序

（1）住院病历首页。

（2）出院或死亡记录。

（3）入院记录。

（4）病史及体格检查。

（5）病程记录。

（6）各种检验及检查报告单。

（7）护理记录单。

（8）医嘱单（按时间先后顺排）。

（9）长期医嘱执行单。

（10）体温单（按时间先后顺排）。

门诊病历一般由病人自行保管。

第二节　医疗与护理文件的书写

医疗与护理文件的书写，包括填写体温单、处理医嘱、记录特别护理记录单和书写病区交班报告等。随着我国经济建设的迅速发展和现代医学模式的转变，以及人们对医疗保健需求的日益增长，认真、客观地填写各类护理文件已成为护理人员必须掌握的基本技能。

一、体温单

体温单主要用于记录病人的生命体征及其他情况，内容包括病人的出入院、手术、分娩、转科或死亡时间，体温、脉搏、呼吸、血压、大便次数、出入量、身高、体重等，住院期间体温单排在病历的最前面，以便查阅。

（一）眉栏

（1）用蓝（黑）色钢笔填写病人姓名、年龄、性别、科别、床号、入院日期及住院病历号等项目。

（2）填写"日期"栏时，每页第 1 天应填写年、月、日，其余 6 天只写日。如在 6 天中遇到新的年度或月份开始，则应填写年、月、日或月、日。

（3）填写"住院天数"栏时，病人入院当天为第 1 天，并从第

1 天开始填写，直至出院。

（4）填写"手术（分娩）后天数"栏时，用红色钢笔填写，以手术（分娩）次日为第 1 日，依次填写至第 14 天为止。若在 14 天内进行第 2 次手术，则将第 1 次手术日数作为分母，第 2 次手术日数作为分子进行填写。

（二）40~42 ℃横线之间

（1）用红色钢笔在 40~42 ℃横线之间相应的时间格内纵向填写病人入院、转入、手术、分娩、出院、死亡等，除了手术不写具体时间外，其余均采用 24 小时制，精确到分钟。

（2）填写要求。

①入院、转入、分娩、出院、死亡等项目后写"于"或画一竖线，其下用中文书写时间，如"入院于 10 时 30 分"。

②手术不写具体手术名称和具体手术时间。

③转入时间由转入病区填写，如"转入于 20 时 30 分"。

（三）体温、脉搏曲线的绘制和呼吸的记录

1. 体温曲线的绘制

（1）体温符号：口温以蓝点"●"表示，腋温以蓝叉"×"表示，肛温以蓝圈"○"表示。

（2）每一小格为 0.2 ℃，将实际测量的度数，用蓝笔绘制于体温单 35~42 ℃的相应时间格内，相邻温度用蓝线相连，相同两次体温间可不连线。

（3）物理或药物降温 30 分钟后，应重测体温，测量的体温以红圈"○"表示，划在物理降温前温度的同一纵格内，并用红虚线与降温前的温度相连，下次测得的温度用蓝线仍与降温前温度相连。

（4）体温低于 35 ℃时，为体温不升，应在 35 ℃线以下相应时间纵格内用红色钢笔写"不升"，不再与相邻温度相连。

（5）若病人体温与上次温度差异较大或与病情不符时，应重新测量，重测相符者在原体温符号上方用蓝笔写上一小写英文字母"v"（verified，被核实的）。

（6）若病人因拒测、外出进行诊疗活动或请假等原因未能测量体温时，则在体温单 40~42 ℃横线之间用红色钢笔在相应时间纵格内填写"拒测""外出"或"请假"等，并且前后两次体温断开不相连。

（7）需每两小时测一次体温时，应记录在 q2h 体温专用单上。

2. 脉搏、心率曲线的绘制

（1）脉搏、心率符号：脉率以红点"●"表示，心率以红圈"○"表示。

（2）每一小格为 4 次/分，将实际测量的脉率或心率，用红笔绘制于体温单相应时间格内，相邻脉率或心率以红线相连，相同两次脉率或心率间可不连线。

（3）脉搏与体温重叠时，先画体温符号，再用红笔在外画红圈"○"。如系肛温，则先以蓝圈表示体温，其内以红点表示脉搏。

（4）脉搏短绌时，相邻脉率或心率用红线相连，在脉率与心率之间用红笔画线填满。

3. 呼吸的记录

（1）将实际测量的呼吸次数，以阿拉伯数字表示，免写计量单位，用红色钢笔填写在相应的呼吸栏内，相邻的两次呼吸上下错开记录，每页首记呼吸从上开始写。

（2）使用呼吸机时，病人的呼吸以Ⓡ表示，在体温单相应时间内顶格用黑笔画Ⓡ。

（四）底栏

底栏的内容包括血压、入量、尿量、大便次数、体重、身高及其他等。数据以阿拉伯数字记录，免写计量单位，用蓝（黑）色钢笔填写在相应栏内。

1. 血压

血压以毫米汞柱（mmHg）为单位填入。新入院病人应记录血压，根据病人病情及医嘱测量并记录。

（1）记录方式：收缩压/舒张压。

（2）1日内连续测量血压时，则上午的血压写在前半格内，下午的血压写在后半格内；术前血压写在前面，术后血压写在后面。

（3）如为下肢血压应当标注。

2. 入量

入量以毫升（mL）为单位，记前1日24小时的总入量在相应的日期栏内，每天记录 1 次。也有的体温单中入量和出量合在一栏内记录，则将前 1 日 24 小时的出入总量填写在相应日期栏内，分子为出量、分母为入量。

3. 尿量

（1）以毫升（mL）为单位，记前 1 日 24 小时的尿液总量，每天记录 1 次。

（2）排尿符号：导尿以"C"表示；尿失禁以"※"表示。例如："1500/C"表示导尿病人排尿 1500 mL。

4. 大便次数

（1）记前 1 日的大便次数，每天记录 1 次。

（2）大便符号：未解大便以"0"表示；大便失禁以"※"表示；人工肛门以"☆"表示；灌肠以"E"表示，灌肠后排便以 E 作分母、排便做分子表示，例如，"$1/_E$"表示灌肠后排便 1 次；"$1^2/_E$"表示自行排便 1 次，灌肠后又排便 2 次；"$^4/_{2E}$"表示灌肠 2 次后排便 4 次。

5. 体重

体重以千克（kg）为单位填入。一般新入院病人当日应测量体重并记录，根据病人病情及医嘱测量并记录。病情危重或卧床不能测量的病人，应在体重栏内注明"卧床"。

6. 身高

身高以厘米（cm）为单位填入，一般新入院病人当日应测量身高并记录。

7. "其他" 栏

作为机动栏，根据病情需要填写，如特殊用药、腹围、药物过敏试验、记录管路情况等。使用医院信息系统（HIS）等医院，可在系统中建立可供选择项，在相应空格栏中予以体现。

8. 页码

用蓝（黑）色钢笔逐页填写。

随着现代科学技术的飞速发展，医院信息化的普及，部分医院陆续开始使用电子体温单。电子体温单采用信息录入、储存、查询、打印等一系列电子信息自动化程序，只要键入的信息准确无误，则版面清晰完整、美观，绘制准确规范，而且具有预警系统，能够最大限度地帮助护理人员及时采取护理措施并认真记录；也避免了手绘体温单出现的画图不准确、字迹潦草、涂改、错填、漏填、信息不符、续页时间序号错误等问题。同时电子体温单也面临着打印成本、数据的安全性和保密性、程序设计缺陷等方面的问题，还需不断改进和完善，使临床护理工作更加及时、准确、有效，以便更能满足现代医疗护理发展的需求。

二、医嘱单

医嘱是医生根据病人病情的需要，为达到诊治的目的而拟定的书面嘱咐，由医护人员共同执行。医嘱的内容包括：日期、时间、床号、姓名、护理常规、护理级别、饮食、体位、药物（注明剂量、用法、时间等）、各种检查及治疗、术前准备和医生护士的签名。一般由医生开写医嘱，护士负责执行。

（一）与医嘱相关的表格

1. 医嘱记录单

这是医生开写医嘱所用，包括长期医嘱单和临时医嘱单，存于病历中，作为整个诊疗过程的记录之一和结算依据，也是护士执行医嘱的依据。

2. 各种执行卡

包括服药单、注射单、治疗单、输液单、饮食单等，护士将医嘱转录于各种执行卡上，以便于治疗和护理的实施。

3. 长期医嘱执行单

这是护士执行长期注射给药后的记录，包括序号式、表格式和粘贴式 3 种。序号式和表格式长期医嘱执行单用于护士执行医嘱后直接书写执行时间和签名；粘贴式长期医嘱执行单用于粘贴各种执行卡的原始记录。

（二）医嘱的种类

1. 长期医嘱

指自医生开写医嘱起，至医嘱停止，有效时间在 24 小时以上的医嘱。如一级护理、心内科护理常规、低盐饮食、硝酸异山梨酯

10 mg po tid。当医生注明停止时间后医嘱失效。

2. 临时医嘱

有效时间在 24 小时以内，应在短时间内执行，有的需立即执行（st），通常只执行 1 次，如 0.1% 盐酸肾上腺素 1 mL H st；有的需在限定时间内执行，如会诊、手术、检查、X 线摄片及各项特殊检查等。另外，出院、转科、死亡等也列入临时医嘱。

3. 备用医嘱

根据病情需要分为长期备用医嘱和临时备用医嘱两种。

（1）长期备用医嘱：指有效时间在 24 小时以上，两次执行之间有时间间隔，由医生注明停止日期后方失效。如哌替啶 50 mg im q6h prn。

（2）临时备用医嘱：指自医生开写医嘱起 12 小时内有效，过期未执行则失效。如索米痛 0.5 g po sos。需 1 日内连续用药数次者，可按临时医嘱处理，如奎尼丁 0.2 g q2h×5。

（三）医嘱的处理

1. 长期医嘱的处理

医生开写长期医嘱于长期医嘱单上，注明日期和时间，并签上全名。护士将长期医嘱单上的医嘱分别转录至各种执行卡上（如服药单、注射单、治疗单、输液单、饮食单等），转录时需注明执行的具体时间并签全名。定期执行的长期医嘱应在执行卡上注明具体的执行时间。如硝苯地平 10 mg tid，在服药单上则应注明硝苯地平 10 mg 8am、12n、4pm。护士执行长期医嘱后应在长期医嘱执行单上注明执行的时间，并签全名。若使用序号式长期医嘱执行单，务必保证长期医嘱执行单上的序号与长期医嘱序号对应，与执行医嘱的内容相一致。

2. 临时医嘱的处理

医生开写临时医嘱于临时医嘱单上，注明日期和时间，并签上全名。需立即执行的医嘱，护士执行后，必须注明执行时间并签上全名。有限定执行时间的临时医嘱，护士应及时转录至临时治疗本或交班记录本上。会诊、手术、检查等各种申请单应及时送到相应科室。

3. 备用医嘱的处理

（1）长期备用医嘱的处理：由医生开写在长期医嘱单上，必须注明执行时间，如哌替啶 50 mg im q6h pm。护士每次执行后，在临时医嘱单内记录执行时间并签全名，以供下一班参考。

（2）临时备用医嘱的处理：由医生开写在临时医嘱单上，12 小时内有效。如地西泮 5 mg po sos，过时未执行，则由护士用红笔在该项医嘱栏内写"未用"二字。

4. 停止医嘱的处理

停止医嘱时，应把相应执行单上的有关项目注销，同时注明停止日期和时间，并在医嘱单原医嘱后，填写停止日期、时间，最后在执行者栏内签全名。

5. 重整医嘱的处理

凡长期医嘱单超过 3 张，或医嘱调整项目较多时需重整医嘱。重整医嘱时，由医生进行，在原医嘱最后一行下面画一红横线，在红线下用蓝（黑）色钢笔填写"重整医嘱"，再将红线以上有效的长期医嘱，按原日期、时间的排列顺序转录红线下。转录完毕核对无误后签上全名。当病人手术、分娩或转科后，也需重整医嘱，即在原医嘱最后一项下面画一红横线，并在其下用蓝（黑）色钢笔写"术后医嘱""分娩医嘱""转入医嘱"等，然后再开写新医嘱，红线以上的医嘱自行停止。医生重整医嘱后，由当班护士核对无误后在整理之后的有效医嘱执行者栏内签上全名。

（四）注意事项

（1）医嘱必须经医生签名后方为有效。在一般情况下不执行口头医嘱，在抢救或手术过程中医生下口头医嘱时，执行护士应先复诵一遍，双方确认无误后方可执行，事后应及时据实补写医嘱。

（2）处理医嘱时，应先急后缓，即先执行临时医嘱，再执行长期医嘱。

（3）对有疑问的医嘱，必须核对清楚后方可执行。

（4）医嘱需每班、每日核对，每周总查对，查对后签全名。

（5）凡需下一班执行的临时医嘱要交班，并在护士交班记录上注明。

（6）凡已写在医嘱单上而又不需执行的医嘱，不得贴盖、涂改，应由医生在该项医嘱的第二字上重叠用红笔写"取消"字样，并在医嘱后用蓝（黑）色钢笔签全名。

各医院医嘱的书写和处理方法不尽相同，目前，有些医院使用医嘱本；有的则由医生将医嘱直接写在医嘱记录单上，护士执行；有的使用计算机医嘱处理系统。

三、出入液量记录单

正常人体每日液体的摄入量和排出量之间保持着动态的平衡。当摄入水分减少或是由于疾病导致水分排出过多，都可引起机体不同程度的脱水，应及时经口或其他途径（静脉或皮下等）补液以纠正脱水；相反，如果水分过多积聚在体内，则会出现水肿，应限制水分摄入。为此，护理人员有必要掌握正确的测量方法，记录病人每日液体的摄入量和排出量，以此作为了解病情、作出诊断、决定治疗方案的重要依据。常用于休克、大面积烧伤、大手术后或心脏病、肾脏疾病、肝硬化腹水等病人。

（一）记录内容和要求

1. 每日摄入量

包括每日的饮水量、食物中的含水量、输液量、输血量等。病人饮水时应使用固定的饮水容器，并测定其容量；固体食物应记录单位数量或重量，如米饭1中碗（约100 g）、苹果1个（约100 g）

等，再根据医院常用食物含水量及各种水果含水量核算其含水量。

2. 每日排出量

主要为尿量，此外其他途径的排出液，如大便量、呕吐物量、咯出物量（咯血、咳痰）、出血量、引流量、创面渗液量等，也应作为排出量加以测量和记录。除大便记录次数外，液体以毫升（mL）为单位记录。为了记录的准确性，昏迷病人、尿失禁病人或需密切观察尿量的病人，最好留置导尿；婴幼儿测量尿量可先测量干尿布的重量，再测量湿尿布的重量，两者之差即为尿量；对于不易收集的排出量，可依据定量液体浸润棉织物的情况进行估算。

（二）记录方法

（1）用蓝（黑）色钢笔填写眉栏各项，包括病人姓名、科别、床号、住院病历号、诊断及页码。

（2）日间7时至19时用蓝（黑）色钢笔记录，夜间19时至次晨7时用红色钢笔记录。

（3）记录同一时间的摄入量和排出量，在同一横格上开始记录；对于不同时间的摄入量和排出量，应各自另起一行记录。

（4）12小时或24小时就病人的出入量做一次小结或总结。12小时做小结，用蓝（黑）色钢笔在19时记录的下面一格上下各画一横线，将12小时小结的液体出入量记录在画好的格子上；24小时做总结，用红色钢笔在次晨7时记录的下面一格上下各画一横线，将24小时总结的液体出入量记录在画好的格子上，需要时应分类总结，并将结果分别填写在体温单相应的栏目上。

（5）不需继续记录出入液量后，记录单无需保存。

四、特别护理记录单

凡危重、抢救、大手术后、特殊治疗或需严密观察病情者，需做好特别护理观察记录，以便及时了解和全面掌握病人情况，观察治疗或抢救后的效果。

（一）记录内容

包括病人生命体征、出入量、病情动态、护理措施、药物治疗效果及反应等。

（二）记录方法

（1）用蓝（黑）色钢笔填写眉栏各项，包括病人姓名、年龄、性别、科别、床号、住院病历号、入院日期、诊断等。

（1）日间 7 时至 19 时用蓝（黑）色钢笔记录，夜间 19 时至次晨 7 时用红色钢笔记录。

（2）及时准确地记录病人的体温、脉搏、呼吸、血压、出入量等。计量单位写在标题栏内，记录栏内只填数字。记录出入量时，除填写量外，还应将颜色、性状记录于病情栏内，并将 24 小时总量填写在体温单的相应栏内。

（3）病情及处理栏内要详细记录病人的病情变化，治疗、护理措施以及效果，并签全名。

（4）12 小时或 24 小时就病人的总出入量、病情、治疗护理做一次小结或总结。12 小时小结用蓝（黑）色钢笔书写，24 小时总结用红色钢笔书写，以便于下一班快速、全面地掌握病人的情况。

（5）病人出院或死亡后，特别护理记录单应随病历留档保存。

此外，除了特别护理记录单外，护理观察记录单还包括一般护理记录单和手术护理记录单。一般护理记录单是护士遵照医嘱和病人的病情，对一般病人住院期间护理过程的客观记录；手术护理记录单是巡回护士对手术病人手术中护理情况及所用器械、敷料的记录。护理观察记录单是护理人员在向病人实施护理过程中的原始有力的证据，应当规范、认真、客观地书写，病人出院或死亡后，随病历留档保存。

五、病区交班报告

病区交班报告是由值班护士书写的书面交班报告，其内容为值班期间病区的情况及病人病情的动态变化。通过阅读病区交班报告，接班护士可全面掌握整个病区的病人情况、明确需继续观察的问题和实施的护理。

（一）交班内容

1. 出院、转出、死亡病人

出院者写明离开时间；转出者注明转往的医院、科别及转出时间；死亡者简要记录抢救过程及死亡时间。

2. 新入院及转入病人

应写明入院或转入的原因、时间、主诉、主要症状、体征、既往重要病史（尤其是过敏史），存在的护理问题以及下一班需观察及注意的事项，给予的治疗，护理措施及效果。

3. 危重病人、有异常情况以及做特殊检查或治疗的病人

应写明主诉、生命体征、神志、病情动态、特殊抢救及治疗护理，下一班需重点观察和注意的事项。

4. 手术病人

准备手术的病人应写明术前准备和术前用药情况等。当天手术病人需写明麻醉种类，手术名称及过程，麻醉清醒时间，回病房后的生命体征、伤口、引流、排尿及镇痛药使用情况。

5. 产妇

应报告胎次、产式、产程、分娩时间、会阴切口或腹部切口及恶露情况等；自行排尿时间；新生儿性别及评分。

6. 老年、小儿及生活不能自理的病人

应报告生活护理情况，如口腔护理、压疮护理及饮食护理等。

此外，还应报告上述病人的心理状况和需要接班者重点观察及完成的事项。夜间记录还应注明病人的睡眠情况。

（二）书写顺序

（1）用蓝（黑）色钢笔填写眉栏各项，如病区、日期、时间、

病人总数和入院、出院、转出、转入、手术、分娩、病危及死亡病人数等。

（2）先写离开病区的病人（出院、转出、死亡），再写进入病区的病人（入院、转入），最后写本班重点病人（手术、分娩、危重及有异常情况的病人）。同一栏内的内容，按床号先后顺序书写报告。

（三）书写要求

（1）应在经常巡视和了解病人病情的基础上认真书写。

（2）书写内容应全面、真实、简明扼要、重点突出。

（3）字迹清楚、不得随意涂改、粘贴，日间用蓝（黑）色钢笔书写，夜间用红色钢笔书写。

（4）填写时，先写姓名、床号、住院病历号、诊断，再简要记录病情、治疗和护理。

（5）对新入院、转入、手术、分娩病人，在诊断的右下角分别用红笔注明"新""转入""手术""分娩"，危重病人用红笔注明"危"或做红色标记"※"。

（6）写完后，注明页数并签全名。

（7）护士长应对每班的病区交班报告进行检查，符合质量后签全名。

六、护理病历

在临床应用护理程序的过程中，有关病人的健康资料、护理诊断、护理目标、护理措施、护理记录和效果评价等，均应有书面记录，这些记录构成护理病历。

目前，各医院护理病历的设计不尽相同，一般包括入院评估表、住院评估表、护理计划单、护理记录单、出院指导和健康教育等。

（一）入院评估表

用于对新入院病人进行初步的护理评估，并通过评估找出病人的健康问题，确立护理诊断。主要内容包括病人的一般资料、现在健康状况、既往健康状况、心理状况、社会状况等。

（二）住院评估表

为及时、全面掌握病人病情的动态变化，护士应对其分管的病人视病情按照每班、每天或数天的方式进行评估。评估内容可根据病种、病情的不同而有所不同。

（三）护理计划单

即护理人员对病人实施整体护理的具体方案，主要内容包括护理诊断、护理目标、护理措施和效果评价等。

为节约时间，以"标准护理计划"的形式预先编制每种疾病的护理诊断及相应的护理措施、预期目标等，护士可参照它为自己负责的每一个病人实施护理。使用标准护理计划最大的优点是可减少常规护理措施的书写，使护士将更多的时间和精力用于对病人的直接护理上。但缺点是容易使护士只顾按标准计划实施护理，而忽略了病人的个体差异性。因此，使用时一定要根据病人需要恰当地选择并进行必要的补充。

（四）护理记录单

护理记录单是护士按照护理程序的方法为病人解决问题的记录，其内容包括病人的护理诊断/问题、护士所采取的护理措施及执行措施后的效果等。

（五）健康教育计划

健康教育计划是为恢复和促进病人健康并保证病人出院后能获得有效的自我护理能力而制订和实施的，是帮助病人掌握健康知识的学习计划与技能训练计划。主要内容包括如下。

（1）住院期间的健康教育计划：①入院须知、病区环境介绍、医护人员概况；②疾病的诱发因素、发生与发展过程及心理因素对疾病的影响；③可采取的治疗护理方案；④有关检查的目的及注意事项；⑤饮食与活动的注意事项；⑥疾病的预防及康复措施等。

（2）出院指导：出院指导是对病人出院后的活动、饮食、服药、伤口护理、复诊等方面进行指导。教育和指导的方式可采用讲解、示范、模拟、提供书面或视听材料等。

对于需要病人及家属了解或掌握的有关知识和技能，护理专家已经编制成标准健康教育计划和标准出院指导。护理人员可参照其进行健康教育和出院指导。护士使用时应根据病人的文化程度、理解能力让病人自己阅读，有针对性地为病人解答问题或给病人边读、边讲解、边示范，直至病人掌握。同时，对处于不同疾病阶段的病人，护士应给予重点不同的、能体现个体差异的、有针对性的指导。

第三章　患者的休息与活动

护士应掌握协助病人休息与活动的意义、条件及方法，并在实际工作中根据病人的具体情况，发现并解决病人休息与活动方面存在的问题，满足病人的需要，促进疾病康复。

第一节　患者的休息与睡眠

休息对维持人体健康非常重要，有效地的休息不仅可以使身体放松，恢复精力和体力，还可以减轻心理压力，使人感到轻松愉快。休息不足会导致人体出现一系列躯体和精神反应，如疲乏、困倦、注意力分散，甚至出现紧张、焦虑、急躁、易怒等情绪体验，严重时造成机体免疫力下降，导致身心疾病的出现。尤其在患病期间，休息显得更为重要。一方面，由于疾病本身造成病人生理和心理状态的失衡和能量的消耗，充分的休息有利于组织的修复和器官功能的恢复，帮助缩短病程，促进疾病康复。另一方面，由于住院带来的环境变化和角色变化进一步加重了病人的精神压力和负担，直接或间接地影响了病人的休息和疾病的康复。因此，护士应充分认识休息与睡眠的作用和意义，并努力为病人创造良好的休息环境，协助其得到充足地、适当地和有效地休息，以达到减轻病痛、促进康复的目的。

一、休息

休息是指通过改变当前的活动方式，使身心放松，处于一种没有紧张和焦虑的松弛状态。休息包括身体和心理两方面的放松，通过休息，可以减轻疲劳和缓解精神紧张。

（一）休息的意义

根据马斯洛的需求层次理论，休息是人类的基本需要之一，充足的休息是维持机体身心健康的必要条件；对病人来说，充足的休息是促进疾病康复的重要措施。休息对维护健康具有重要的意义，具体表现为：①休息可以减轻或消除疲劳，缓解精神紧张和压力；②休息可以维持机体生理调节的规律性；③休息可以促进机体正常的生长发育；④休息可以减少能量的消耗；⑤休息可以促进蛋白质的合成及组织修复。休息的方式因人而异，取决于个体的年龄、健康状况、工作性质和生活方式等因素。无论采取何种方式，只要达到缓解疲劳、减轻压力、促进身心舒适和精力恢复的目的，就是有效的休息。

（二）休息的条件

1. 身体方面

身体舒适是保证有效休息的重要条件，各组织器官功能良好，功能正常；皮肤完整，无破损；关节肌肉活动正常；身体各部位清洁、无异味、无疼痛、无感觉异常，卧位舒适才能得到真正的休息。任何一方面出现异常或不适，都会直接影响休息的方式和质量。

2. 心理方面

个体的心理和情绪状态同样会影响休息的质量。个体患病时通常会伴有情绪、行为及日常生活形态方面的变化，难以适应疾病给自身及家庭带来的各种问题，病人会出现害怕、焦虑、烦躁不安、抑郁、沮丧、依赖等情绪变化和精神压力，这些都会直接影响病人的休息和睡眠型态。

3. 环境方面

医院的物理环境是影响病人休息的重要因素，环境性质可以决定病人的心理状态。环境中的空间、温度、湿度、光线、色彩、空气、声音等对病人的休息、疾病康复均有不同程度的影响。医疗卫生服务机构在设计病区时应全面考虑这些因素，积极为病人创造一个和谐、舒适的环境。

4. 睡眠方面

睡眠的数量和质量是影响休息的重要因素，无论病人属于原发性睡眠障碍或住院后的继发性睡眠障碍，都可以引起睡眠数量的不足或质量的下降，影响病人的休息和疾病的康复。

（三）协助病人休息的措施

1. 增加身体的舒适

身体舒适对促进休息非常重要，在休息之前应当把病人身体方面的不适降低至最低程度。因此，及时评估并减轻身体的不适，包括疼痛、恶心、呕吐、咳嗽、饥饿、口渴、姿势与体位、个人卫生等方面，是保证病人休息的基础。在协助病人休息时，护士应帮助病人调整姿势和体位，减轻或消除各种原因造成的不适，协助病人得到有效的休息。对重症病人、老年人、儿童等存在沟通障碍时，护士应细心观察，及时发现并消除影响病人休息的因素。

2. 促进心理的放松

心情愉快、精神放松是保证休息质量的关键，护士可以从引起病人焦虑和紧张的因素入手，调动病人家庭和社会支持系统，如家人、朋友、同事等，帮助病人排解心中的苦闷和压抑，指导病人以积极的心态正确面对疾病，也可以帮助病人在病友中建立新的支持网络，及时调节不良情绪，保持健康的心理状态。建立良好的护患关系，根据病人的年龄、性别、文化程度、个人爱好、性格特征、健康需求的不同，尊重、保护病人的权益，尤其是老年人、妇女和儿童病人，更要重视他们对亲情的需要。

3. 保证环境的和谐

医疗环境的安排、布置、工作程序都要以病人为中心，充分考虑病人的舒适与方便，以协助病人得到良好的休息。应保持环境的安全、安静、整洁和舒适，为病人提供舒适的病床、合理的空间、适宜的光线、必要的遮挡，并保持适当的温度和湿度及空气的清新流动。医务人员需做到走路轻、说话轻、关门轻、操作轻。对病人的医疗及护理活动应相对集中，除特殊情况外，各种治疗及护理项目应集中在白天进行，尽量避免占用病人的休息时间。多个病人居住的大房间应提示每个病人注意保持安静，尊重其他病人的正当权利和生活习惯，合理安排探视及陪伴时间。重危病人的抢救应尽可能安排在单间，以免影响其他病人的休息。需要绝对卧床的病人，护士应及时协助病人进食及排泄，保持病人适当的体位，为病人提供舒适的休息条件。

4. 保证足够的睡眠

护士在协助病人休息的过程中，要全面评估影响病人睡眠的因素及病人个人的睡眠习惯，综合制定促进睡眠的措施，保证病人睡眠的时间和质量，以达到有效的休息。

二、睡眠

觉醒和睡眠是一种昼夜节律性的生理活动，是人类生存的必要条件。睡眠是一种周期发生的知觉的特殊状态，由不同时相组成，对周围环境可相对地不做出反应。睡眠是休息的一种重要形式，任何人都需要睡眠，通过睡眠可以使人的精力和体力得到恢复，可以保持良好的觉醒状态，这样人才能精力充沛地从事劳动或其他活动。

（一）睡眠的生理

1. 睡眠的发生机制

睡眠中枢位于脑干尾端，研究发现，脑干尾端与睡眠有非常密切的关系，此部位各种刺激性病变可引起过度睡眠，而破坏性病变可引起睡眠减少。睡眠中枢向上传导冲动作用于大脑皮层（或称上行抑制系统），与控制觉醒状态的脑干网状结构上行激动系统的作用相拮抗，从而调节睡眠与觉醒的相互转化。

2. 睡眠的生理特点

睡眠是一种周期现象，是循环发生的，一般每天一个周期。睡眠时视、触、嗅、听等感觉减退，骨骼肌反射和肌肉紧张度减弱，自主神经功能可出现一系列改变，如血压下降、心率减慢、呼吸变慢、瞳孔缩小、尿量减少、代谢率降低、胃液分泌增多、唾液分泌减少、发汗增强等。

3. 睡眠的时相

根据睡眠发展过程中脑电波变化和机体活动功能的表现，将睡眠分为慢波睡眠和快波睡眠两个时相。慢波睡眠又称正相睡眠或非快速眼球运动睡眠；快波睡眠又称异相睡眠或快速眼球运动睡眠。

睡眠过程中两个时相互相交替进行。成人进入睡眠后，首先是慢波睡眠，持续 80~120 分钟后转入快波睡眠，维持 20~30 分钟后，又转入慢波睡眠。整个睡眠过程中约有 4~5 次交替，越近睡眠的后期，快波睡眠持续时间越长。两种睡眠时相状态均可直接转为觉醒状态，但在觉醒状态下，一般只能进入慢波睡眠，而不能进入快波睡眠。

4. 睡眠周期

在正常状况下，睡眠周期是慢波睡眠与快波睡眠不断重复的形态。每一个睡眠周期都含有 60~120 分钟不等的有顺序的睡眠时相，平均是 90 分钟。在成人每次 6~8 小时的睡眠中，平均包含 4~6 个睡眠时相周期。

在睡眠周期的交替进行中，如果在任何一期将个体唤醒，再继续睡眠时，不会回到将其唤醒的那个睡眠时相中，而是从睡眠最初状态开始。在夜间，若病人的睡眠经常被中断，病人将整夜无法获得深度睡眠和快波睡眠，病人正常的睡眠形态受到干扰，睡眠质量大大下降，因此病人就不得不通过增加睡眠总时数来补充缺乏的深度睡眠和快波睡眠，以至于造成睡眠形态发生紊乱。因此，为了帮助病人获得最佳的睡眠，护士应在了解睡眠的规律和特点的基础上，全面评估病人睡眠的需要以及影响睡眠的因素，从而保证病人睡眠的质量和连续性。

（二）睡眠的需要

对睡眠的需要因人而异。睡眠量受年龄、个体健康状况、职业等因素的影响。新生儿 24 小时中大多处于睡眠状态，1 周以后为 16~20 小时；婴儿为 14~15 小时；幼儿为 12~14 小时；学龄儿童为 10~12 小时；青少年为 8~9 小时；成人一般为 7~8 小时；50 岁以上平均 7 小时。疲劳、怀孕、术后或患病状态时，个体的睡眠需要量会明显增加；体力劳动者比脑力劳动者需要的睡眠时间长；劳动强度大、工作时间长的人需要的睡眠时间也长；肥胖者对睡眠的需要多于瘦者。各睡眠时相所占时间的比例也随年龄的变化而变化。快波睡眠的比例在婴儿期大于儿童期，青年期和老年期逐渐减少。深度睡眠的时间随年龄增长而减少，入睡期和浅睡期的时间随年龄的增长而增加。

（三）睡眠的评估

1. 影响睡眠因素的评估

（1）年龄因素：通常睡眠时间与年龄成反比，即随着年龄的增长，个体的睡眠时间逐渐减少。

（2）生理因素：睡眠是一种周期性现象，一般发生在昼夜性节律的最低期，与人的生物钟保持一致。昼夜性节律是指人体根据内在的生物性规律，在 24 小时内规律地运行它的活动，相当于一个人的生物时钟，每天 24 小时周期规律运转，形成一个人的日常生活节奏，反映出人体在生理与心理方面的起伏变化，如激素分泌的变化、体温的变化、代谢的变化等，并随个体疾病和情绪的不同而改变。如果人的睡眠不能与昼夜节律协同一致，长时间频繁地夜间工作或航空时差，会造成生物节律失调，产生疲劳与不适。适度的疲劳有助于入睡，但是过度疲劳反而会使入睡困难，通常需要 3~5 天才能恢复。内分泌的变化会影响睡眠，女性在月经期会通过增加睡眠时间来缓解疲劳，补充体力。绝经期女性由于内分泌的变化会引起睡眠紊乱，补充激素可以改善睡眠质量。

（3）病理因素：几乎所有的疾病都会影响原有的睡眠型态。患病的人需要更多的睡眠时间，然而，因躯体疾病造成的不适、疼痛、心悸、呼吸困难、瘙痒、恶心、发热、尿频等症状均会影响正常的睡眠。

（4）环境因素：环境的改变直接影响人的睡眠状况，大多数人在陌生的环境下难以入睡。医院是为特定人群进行防病治病的场所，其工作性质的昼夜连续性、环境的复杂性和特殊性是影响病人睡眠的重要因素之一。

（5）药物因素：药物影响睡眠过程的作用机制非常复杂，某些神经系统用药、抗高血压药、抗组胺药、平喘药、镇痛药、镇静药、激素等均对睡眠有一定的影响。

（6）情绪因素：任何强烈的情绪变化及不良的心理反应，如焦虑、紧张、喜悦、愤怒、悲哀、恐惧、抑郁等均可能影响正常睡眠。病人由于生病及住院产生的情绪及心理变化，如对疾病的担忧、经济压力、角色转变等都可能造成睡眠障碍。

（7）食物因素：一些食物及饮料的摄入也会影响睡眠状况。含有较多 L-色氨酸的食物，如肉类、乳制品和豆类能促进入睡，缩短入睡时间，是天然的催眠剂。少量饮酒能促进放松和睡眠，酒精可加速入睡时间，但大量饮酒会抑制脑干维持睡眠的功能，干扰睡眠结构，使睡眠变浅。浓茶、咖啡及可乐中含有咖啡因，饮用后使人兴奋难以入睡，即使入睡也容易中途醒来，且总睡眠时间缩短，对睡眠不好的人应限制摄入，尤其在睡前 4~5 小时应避免饮用。

（8）个人习惯：睡前的一些习惯如洗热水澡、喝牛奶、阅读报纸、听音乐等均有助于睡眠。任何影响睡眠的不健康的睡前习惯，如处于饥饿、进食过度、饮水过多等状态都会影响睡眠的质量。另外，睡前任何种类的身心强烈刺激，如看恐怖电影或听恐怖故事、严厉的责备、剧烈的活动、过度的兴奋、悲伤、恐惧等也会影响睡眠。

（9）生活方式：长期处于紧张忙碌的工作状态，生活无规律，缺乏适当的运动和休息，或者长期处于单调乏味的生活环境中，缺少必要的刺激，都会影响睡眠的质量。

2. 睡眠障碍的评估

睡眠障碍是指睡眠量及质的异常，或在睡眠时出现某些临床症状，也包括影响入睡或保持正常睡眠能力的障碍，如睡眠减少或睡眠过多，以及异常的睡眠相关行为。睡眠障碍分为器质性睡眠障碍和非器质性睡眠障碍。按照世界卫生组织编写的精神与行为障碍分类（ICD-10）对非器质性睡眠障碍的诊断，非器质性睡眠障碍包括睡眠失调（失眠、嗜睡和睡眠觉醒节律障碍）和睡眠失常（睡行症、睡惊和梦魇）一组障碍。其中失眠症在人群中最为常见。

（1）失眠：根据引起失眠的原因不同，可分为原发性失眠与继发性失眠。原发性失眠，即失眠症；继发性失眠是由心理、生理或环境的因素引起的短暂失眠，可见于下列情况：①精神因素所致的失眠，如焦虑；②躯体因素引起的失眠，如疼痛；③环境因素引起的失眠，如噪声、室温过高；④药物因素引起的失眠：如利血平、苯丙胺、甲状腺素、氨茶碱等可引起失眠，停药后失眠即可消失。此外，长期不适当地使用安眠药会造成药物依赖性失眠；⑤大脑弥散性病变引起的失眠，如脑血管疾病。

（2）发作性睡眠：是指不可抗拒的突然发生的睡眠，并伴有猝倒症、睡眠瘫痪和入睡幻觉，是一种特殊的睡眠障碍，特点是不能控制的短时间嗜睡，发作时病人可由清醒状态直接进入快波睡眠，睡眠与正常睡眠相似，脑电图亦呈正常的睡眠波形。一般睡眠程度不深，易唤醒，但醒后又入睡。一天可发作数次至数十次不等，持续时间一般为十余分钟。单调的工作，安静的环境以及餐后更易发作。

（3）睡眠过度：表现为过多的睡眠，可持续几小时或几天，难以唤醒。睡眠过度可发生于多种脑部疾病，如脑血管疾病、脑外伤、脑炎、第三脑室底部和蝶鞍附近的脑瘤等，也可见于糖尿病、镇静剂过量等，还可见于严重的忧郁、焦虑等心理疾病，病人通过睡眠逃避日常生活的紧张和压力。

（4）睡眠呼吸暂停：是以睡眠中呼吸反复停顿为特征的一组综合征，每次停顿≥10秒，通常每小时停顿次数>20次，临床上表现为时醒时睡，并伴有动脉血氧饱和度降低、低氧血症、高血压及肺动脉高压。睡眠呼吸暂停可分为中枢性和阻塞性呼吸暂停两种类型。目前认为中枢性呼吸暂停是由于中枢神经系统功能不良造成的，可能是与快波睡眠有关的脑干呼吸机制的失调所致。阻塞性呼吸暂停发生在严重、频繁、用力地打鼾或喘息之后。打鼾在肥胖者中更为多见，为正常人的3倍，轻则扰乱他人安宁，重则提示阻塞性呼吸暂停。含酒精饮料、精神安定剂、催眠剂及抗组胺药物均能加重打鼾。睡眠呼吸暂停的危险因素包括肥胖、颈围增加、颅面部畸形、甲状腺功能减退和肢端肥大症等。研究表明，睡眠呼吸暂停是心血管疾病的危险因素，与高血压之间存在因果关系。对于睡眠呼吸暂停的病人，护士应指导其采取正确的睡眠姿势，以保证呼吸道通畅。

（5）睡眠剥夺：是睡眠时间和睡眠时相的减少或损失。一般成年人持续觉醒15~16小时，便可成为睡眠剥夺，此时极易转为睡眠状态。在实际生活中，睡眠剥夺是许多人尚未认识到的一种常见公共健康问题，目前的研究发现，可能有1/3或1/3以上的人因睡眠剥夺而罹患嗜睡。睡眠剥夺可引起睡眠不足综合征，出现心理、认知、行为等方面的异常表现。在行为方面，睡眠剥夺对行为速度的影响比对行为准确性的影响更为明显；对情绪的影响比对认知的影响大，并反过来对行为造成影响。根据对睡眠时相和时间剥夺的程度不同将睡眠剥夺分为总睡眠剥夺、部分睡眠剥夺、选择性睡眠剥夺和睡眠片段。能够逆转睡眠剥夺的唯一方式是恢复性睡眠，其时间远远低于睡眠剥夺的时间。

（6）梦游症：又称夜游症、梦行症或睡行症。主要见于儿童，以男性多见，随着年龄的增长症状逐渐消失，提示该症系中枢神经延缓成熟所致。发作时病人于睡眠中在床上爬动或下地走动，甚至到室外活动，面无表情，动作笨拙，走路不稳，喃喃自语，偶可见较复杂的动作如穿衣，每次发作持续数分钟，又复上床睡觉，在活动过程中可含糊回答他人的提问，也可被强烈的刺激惊醒，醒后对所进行的活动不能回忆。对梦游症的病人，应采取各种防护措施，将室内危险物品移开，锁门，避免发生危险。

（7）梦魇：表现为睡眠时出现噩梦，梦中见到可怕的景象或遇到可怕的事情。如被猛兽追赶，突然跌落悬崖等，因而呼叫呻吟，突然惊醒，醒后仍有短暂的意识模糊，情绪紧张、心悸、面色苍白或出冷汗等。对梦境中的内容能回忆片段，发作后依然入睡。常由于白天受到惊吓，过度兴奋或胸前受压、呼吸道不畅，晚餐过饱引起胃部膨胀感等所致。梦魇多为暂时性的，一般不会带来严重后果，但若梦魇为持续性的，则常为精神疾病的症状，应予重视。

（8）睡惊：表现为睡眠中突然惊醒，两眼直视，表情紧张恐惧，呼吸急促，心率增快，伴有大声喊叫、骚动不安，发作历时 1~2 分钟，发作后又复入睡，晨醒后对发作不能回忆。研究发现夜惊常在睡眠开始后 15~30 分钟内出现，属于 NREM 期，脑电图上显示觉醒的 α 节律，是一种"觉醒障碍"。

（9）遗尿：指 5 岁以上的儿童仍不能控制排尿，在日间或夜间反复出现不自主的排尿。遗尿可分为原发性遗尿和继发性遗尿，前者指从婴儿期以来未建立排尿控制，家族中常有遗尿者；后者指一度能自行控制排尿，形成正常排尿习惯后，又出现遗尿。引起遗尿的因素主要有：①遗传因素：遗尿病人常在同一家族中发病，其发生率为 20%~50%；②睡眠机制障碍：异常的熟睡抑制了间脑排尿中枢的功能；③泌尿系统解剖或功能障碍：泌尿通路狭窄梗阻、膀胱发育变异、尿道感染、膀胱容量及内压改变等均可引起遗尿；④控制排尿的中枢神经系统功能发育迟缓。

3. 住院病人睡眠状况的评估

协助病人获得最佳的休息与睡眠，以达到康复的目的是护士的重要职责之一，护士应全面运用休息和睡眠的知识，对病人的睡眠情况进行综合评估，制订适合病人需要的护理计划，指导和帮助病人达到休息与睡眠的目的。明确评估病人睡眠状况的重点，掌握收集睡眠资料的方法和内容，获得准确的睡眠资料是护士完成护理计划的基础和关键。

（1）睡眠评估的重点：①病人对睡眠时间和质量的个体化需要；②睡眠障碍的症状、类型、持续时间、对病人身心的主要影响；

③引起睡眠障碍的原因。

（2）睡眠评估的方法：包括问诊、观察、量表测量和辅助检查。通过询问病人的个人睡眠特征、观察病人有无睡眠不足或异常睡眠行为的表现，必要时应用量表或睡眠脑电图测量，以明确病人的睡眠问题。

（3）睡眠评估的内容：①每天需要的睡眠时间及就寝的时间；②是否需要午睡及午睡的时间；③睡眠习惯，包括对食物、饮料、个人卫生、放松形式（阅读、听音乐等）、药物、陪伴、卧具、光线、声音及温度等的需要；④入睡持续的时间；⑤睡眠深度；⑥是否打鼾；⑦夜间醒来的时间、次数和原因；⑧睡眠中是否有异常情况（失眠、呼吸暂停、梦游等），其严重程度、原因以及对机体的影响；⑨睡眠效果；⑩睡前是否需要服用睡眠药物及药物的种类和剂量。

（四）住院病人的睡眠特点

住院病人的身心状态较健康时发生了不同程度的变化，加之住院事件本身对病人来说就是一个应激源，因此，病人原有的睡眠形态会受到影响，主要表现为以下两方面：

1. 睡眠节律改变

表现为昼夜性节律去同步化，又称节律移位，是指病人正常的昼夜性节律遭到破坏，睡眠与昼夜性节律不协调。

根据疾病的发展和变化，临床住院病人的各项诊疗活动可能会在一天 24 小时内的任何时间进行。作为睡眠的重要干扰因素，诊疗活动发生的时间、频率、强度以及对病人的影响程度与病人的睡眠有着密切的关系。昼夜性节律去同步化的具体表现为白天昏昏欲睡，夜间失眠，觉醒阈值明显降低，极易被惊醒，继而出现焦虑、沮丧、不安、烦躁等症状。当睡眠节律改变时，机体会发生"再同步"来适应新的睡眠形态，重新获得同步化的时间通常要 3 天以上，同时会伴有倦怠和不适。

2. 睡眠质量改变

睡眠质量是各睡眠时相持续的时间、睡眠深度及睡眠效果三方面协调一致的综合体现。对住院病人睡眠质量的影响主要是睡眠剥夺、睡眠中断和诱发补偿现象。具体表现为：①入睡时间延长、睡眠持续时间缩短、睡眠次数增多、总睡眠时数减少，尤其是快波睡眠减少。②睡眠中断、睡眠时相转换次数增多，不能保证睡眠的连续性。睡眠中转换次数增多，会造成交感神经和副交感神经刺激的改变，尤其在快波睡眠期间，容易出现致命性的心律失常。快波睡眠的突然中止会造成心室纤颤，同时还会影响正常的呼吸功能。③慢波睡眠的第Ⅲ、Ⅳ期和快波睡眠减少时，会在下一个睡眠周期中得到补偿，特别是慢波睡眠的第Ⅳ期优先得到补偿，同时分泌大量生长激素，以弥补因觉醒时间增加造成的能量消耗。但快波睡眠不足时症状更为严重，病人会出现知觉及人格方面的紊乱，称为诱发补偿现象。

（五）促进睡眠的护理措施

1. 满足病人身体舒适的需要

人只有在舒适和放松的前提下才能保持正常的睡眠，因此，护士应积极采取措施从根本上消除影响病人身体舒适和睡眠的因素。在睡前帮助病人完成个人卫生护理、避免衣服对病人身体的刺激和束缚、避免床褥对病人舒适的影响、选择合适的卧位、放松关节和肌肉、保证呼吸的通畅、控制疼痛及减轻各种躯体症状等。

2. 减轻病人的心理压力

轻松愉快的心情有助于睡眠，相反，焦虑、不安、恐惧、忧愁等情绪会影响睡眠，护士要善于观察并掌握观察的方法和技巧，及时发现和了解病人的心理变化，与病人共同讨论影响睡眠的原因，解决病人的睡眠问题。当病人感到焦虑、不安或失望时，不要强迫其入睡，这样会加重原有的失眠。如果病人入睡困难，护士应尽量转移病人对失眠问题的注意力，指导病人做一些放松活动来促进睡眠。针对不同年龄病人的心理特点给予个性化的护理措施。

3. 创造良好的睡眠环境

控制病区的温度、湿度、空气、光线及声音，减少外界环境对病人感官的不良刺激。病室内保持适宜的温度，一般冬季为 18~22℃，夏季为 25℃左右。湿度保持在 50%~60%。护士应将影响睡眠的噪声降低到最低限度，包括治疗及处置的声音、器械碰撞声、卫生间流水声、开关门声等，并降低电话铃声、监护仪器报警声的音量，尽量关闭其他容易产生噪声的仪器设备，避免在夜间搬动病床或其他物品，工作人员应避免穿硬底鞋，降低说话及走路的声音，保证病室门的紧密性并在病人睡眠时关闭。

合理安排护理工作的时间，尽量减少对病人睡眠的影响。常规护理工作应安排在白天，并应避免在病人午睡时进行。夜间执行护理措施时，应尽量间隔90分钟，以避免病人在一个睡眠周期中发生睡眠中断的现象。

4. 合理使用药物

对使用安眠药的病人，护士必须掌握安眠药的种类、性能、应用方法、对睡眠的影响及副作用，并注意观察病人在服药期间的睡眠情况及身心反应，及时报告医生予以处理。

5. 建立良好的睡眠习惯

护士与病人共同讨论分析影响睡眠的生理、心理、环境、生活方式等因素、鼓励病人建立良好的生活方式和睡眠习惯，帮助病人消除影响睡眠的自身因素。良好的睡眠习惯包括：①根据人体生物节律性调整作息时间，合理安排日间活动，白天应适当锻炼，避免在非睡眠时间卧床，晚间固定就寝时间和卧室，保证人体需要的睡眠时间，不要熬夜；②睡前可以进食少量易消化的食物或热饮料，防止饥饿影响睡眠，但应避免饮用咖啡、浓茶、可乐以及含酒精的刺激性饮料，或摄入大量不易消化的食物；③睡前可以根据个人爱好选择短时间的阅读、听音乐或做放松操等方式促进睡眠，视听内容要轻松、柔和，避免身心受到强烈刺激而影响睡眠。

6. 做好晚间护理

为促进病人舒适入睡，就寝前应做好晚间护理。包括协助病人洗漱、排便、更衣、整理床单位等，帮助病人采取舒适的卧位，注意检查身体各部位引流管、伤口、牵引、敷料等引起病人不舒适的情况，并及时给予处理。对主诉疼痛的病人，护士应根据医嘱给予止痛药物。对住院病人尽可能保持其平常的睡前习惯，减少病室环境与治疗活动对病人睡眠的干扰。

第二节　患者活动

运动的分类方法很多，根据运动方式将运动分为被动运动和主动运动；根据运动时机体耗氧情况将运动分为有氧运动和无氧运动；根据运动时肌肉收缩方式将运动分为等长运动、等张运动和等速运动。正常人可以根据身体条件、个人爱好和环境条件等因素，结合不同年龄阶段的身心发育特点来选择合适的运动方式。如婴儿期活动以学习爬、坐、走及双手握力为主；幼儿期以跑、跳等活动为主，并表现出运动的协调性；青少年期则以户外和较剧烈的活动为主；成年期身心发育成熟，社会活动增加，常选择散步、慢跑、游泳等作为活动项目；老年期身体各系统逐渐老化，活动的种类和量都明显减少，并需要提供帮助。

如果一个人的活动能力因疾病的影响而发生改变，不仅直接影响机体各系统的生理功能，还会影响病人的心理状态。一个丧失活动能力的人，躯体方面会产生压疮、关节僵硬、挛缩、肌张力下降、肌肉萎缩、便秘等并发症；心理方面会产生焦虑、自卑、抑郁等问题。从日常生活能力、社交能力、自我概念等方面来说，缺乏人的完整性。因此，护士应从满足病人身心发展需要和疾病康复的角度来协助病人选择并进行适当的活动。

一、活动受限的原因及对机体的影响

（一）活动受限的原因

对病人而言，由于疾病带来的疼痛与不适，以及运动系统及支配其血管、神经的结构或功能的完整性受损，均会影响正常的活动功能。活动受限的常见原因有以下几方面：

1. 疼痛

许多疾病引起的疼痛都会限制病人的活动，最常见的是手术后，病人因切口疼痛而主动或被动地限制活动以减轻疼痛。还有类风湿性关节炎病人，为避免关节活动时疼痛，会被动地减少活动，特别是某种姿势的改变。

2. 运动、神经系统功能受损

可造成暂时的或永久的运动功能障碍，如脑血管意外、脊髓损伤造成的中枢性神经功能损伤，导致受损神经支配部分的身体出现运动障碍。另外，重症肌无力、肌肉萎缩的病人也会出现明显的活动受限，甚至不能活动。

3. 运动系统结构改变

肢体的先天畸形或残障等，直接或间接地限制了正常活动。另外，由于疾病造成的关节肿胀、增生、变形等会影响机体的活动。

4. 营养状态改变

由于疾病造成严重营养不良、乏氧、虚弱无力等症状的病人，因不能提供身体活动所需的能量而限制了活动。反之，过度肥胖的病人也会出现身体活动受限。

5. 损伤

肌肉、骨骼、关节的器质性损伤，如扭伤、挫伤、骨折等，都伴有身体活动能力的下降。

6. 精神心理因素

极度忧郁或某些精神病病人，在思维异常的同时伴有活动能力下降，如抑郁性精神分裂症病人、木僵病人等，正常活动明显减少。

7. 医疗护理措施的实施

为治疗某些疾病而采取的医护措施有时也会限制病人的活动。如：为预防病人因躁动而出现意外，按照相关程序采用必要的约束；骨科病人在牵引和使用石膏绷带过程中，会限制其活动范围，甚至需要制动；心肌梗死早期的病人需要绝对卧床休息。

（二）活动受限对机体的影响

1. 对皮肤的影响

活动受限或长期卧床病人，对皮肤最主要的影响是形成压疮。

2. 对运动系统的影响

对某些病人来说，限制活动的范围和强度是必要的，但如果骨骼、关节和肌肉组织长期处于活动受限的状态，会导致下列情况的出现：①腰背痛；②肌张力减弱、肌肉萎缩；③骨质疏松、骨骼变形，严重时会发生病理性骨折；④关节僵硬、挛缩、变形，出现垂足、垂腕、髋关节外旋及关节活动范围缩小。

3. 对心血管系统的影响

长期卧床对心血管系统的影响主要有以下两方面：

（1）体位性低血压：是病人从卧位到坐位或直立位时，或长时间站立出现血压突然下降超过 20 mmHg，并伴有头昏、头晕、视力模糊、乏力、恶心等表现。长期卧床的病人，第一次起床时常常会感到眩晕、心悸、虚弱无力。发生这种现象的原因，一是由于长期卧床造成的肌肉无力；二是病人长期卧床，血液循环量下降，头部供血不足，由卧位突然直立时，小动脉尚未收缩，造成血压的突然下降，导致病人出现眩晕等低血压的症状。

（2）深静脉血栓形成：是指血液在深静脉内不正常地凝结，阻塞管腔，导致静脉血液回流障碍，并伴有继发性血管腔内血栓形成的疾病。全身主干静脉均可发病，以左下肢多见。病人卧床的时间越长，发生深静脉血栓的危险性越高，特别是肥胖、脱水、贫血及休克的卧床病人发生的概率则更高。深部静脉血栓形成的主要原因是静脉壁损伤、血流缓慢和血液高凝状态。

4. 对呼吸系统的影响

长期卧床对呼吸系统的影响，主要表现为限制有效通气和影响呼吸道分泌物的排出，最终导致坠积性肺炎的发生。原因是病人长期卧床，肺底部长期处于充血、淤血状态，肺部扩张受限，有效通气减少，影响氧气的正常交换，导致二氧化碳潴留，严重时会出现呼吸性酸中毒。此外，长期卧床病人大多处于衰竭状态，全身肌肉无力，呼吸肌运动能力减弱，胸廓与横膈运动受限，无力进行有效的深呼吸，加之病人无力咳嗽，不能将痰液咳出，致使呼吸道内分泌物排出困难，痰液大量堆积，并因重力作用流向肺底，如果不及时处理，将会造成肺部感染，导致坠积性肺炎。

5. 对消化系统的影响

由于活动量的减少和疾病的消耗，病人常出现食欲下降、厌食，摄入的营养物质减少，不能满足机体需要量，导致负氮平衡，甚至会出现严重的营养不良。长期卧床还会减慢胃肠道的蠕动，加之病人摄入的水分和纤维素减少，病人经常出现便秘，并且因腹肌和肛提肌无力而进一步加重，出现头痛、头晕、腹胀、腹痛等症状，严重时出现粪便嵌塞，使排便更加困难。

6. 对泌尿系统的影响

正常情况下，当处于站姿或坐姿时，能使会阴部肌肉放松，同时肌肉下压刺激排尿。长期卧床的病人，由于其排尿姿势的改变，会影响正常的排尿活动。平躺时，上述情况改变，出现排尿困难，若长期存在，膀胱膨胀造成逼尿肌过度伸展，机体对膀胱胀满的感觉性变差，形成尿液潴留。由于机体活动量减少，尿液中的钙磷浓度增加，因同时伴有尿液潴留，进而可形成泌尿道结石。另外，由于尿液潴留，正常排尿对泌尿道的冲洗作用减少，大量细菌繁殖，致病菌可由尿道口进入，上行到膀胱、输尿管和肾，造成泌尿系统感染。

7. 对心理状态的影响

长期卧床，往往会给病人带来一些社会心理方面的问题。病人常出现焦虑、恐惧、失眠、自尊的改变、愤怒、挫折感等。此外，有些制动病人容易出现情绪波动，甚至会在行为上处于敌对好斗的状态，还有一些病人会变得胆怯畏缩，或出现定向力障碍，不能辨别时间和地点。由于疾病的影响，部分病人会造成身体残疾无法就业，面临经济困难。这些都会对其心理产生重要影响。

二、病人活动的评估

病人活动量的减少，对疾病的恢复有一定的益处，但同时也会给机体带来不利的影响，特别是长期卧床的病人，会引起许多系统的并发症，不仅影响正常的生理活动，而且还加重了原有疾病。因此，指导病人进行适当的活动，对促进疾病康复、减少长期卧床出现的并发症是非常重要的。在指导活动前，护士应明确评估的重点，并采用适当的方法对病人的活动进行正确的评估，并根据病人的实际情况制订相应的活动计划。

（一）评估重点

护士对病人活动的评估重点包括：病人对日常生活活动、康复运动的个体化需要；病人生活自理能力；病人的活动耐力；影响病人活动的主要因素；病人活动受限对病人的主要影响。

（二）评估方法

评估活动的方法包括问诊、体格检查和辅助检查。通过询问病人的日常活动能力、活动耐力的情况及影响因素，以及对病人肌力、机体活动功能、心肺功能的体格检查，辅助实验室检查结果，综合判断病人的活动需要和活动能力。

（三）评估内容

1. 病人的一般资料

包括病人的年龄、性别、文化程度、职业及日常活动习惯等。对于病人活动状况的评估，首先应考虑病人的年龄，年龄是决定机体对活动的需要及耐受程度的重要因素之一；性别使运动方式及运动强度产生区别；文化程度和职业可以帮助护士分析病人对活动的态度和兴趣并指导其活动计划的实施。护士在制订活动计划时应全面考虑以上因素，选择适合病人的活动方式，提高护理措施的针对性。

2. 心肺功能状态

活动会增加机体对氧的需要量，机体出现代偿性心率及呼吸加快、血压升高，给呼吸和循环系统带来压力和负担，当病人有循环系统或呼吸系统疾病时，不恰当的活动会加重原有疾病，甚至会发生心搏骤停。因此活动前应评估血压、心率、呼吸等指标，根据心肺功能确定活动负荷量的安全范围，根据病人的反应及时调整活动量。

3. 骨骼肌肉状态

机体进行活动要具有健康的骨骼组织和良好的肌力。肌力是指肌肉的收缩力量，可以通过机体收缩特定肌肉群的能力来判断肌力。肌力一般分为 6 级：

0 级：完全瘫痪、肌力完全丧失

1 级：可见肌肉轻微收缩但无肢体活动

2 级：肢体可移动位置但不能抬起

3 级：肢体能抬离但不能对抗阻力

4 级：能做对抗阻力的运动，但肌力减弱

5 级：肌力正常

4. 关节功能状态

在评估关节的功能状况时，要根据疾病和卧床对关节的具体影响进行评估，通过病人自己移动关节的主动运动和护士协助病人移动关节的被动运动，观察关节是否有肿胀、僵硬、变形，关节活动范围有无受限，活动时关节有无声响或疼痛、不适等症状。

5. 机体活动能力

通过对病人日常活动情况的评估来判断其活动能力，可通过观察病人的行走、穿衣、修饰、如厕等活动的完成情况进行综合评价。机体活动功能可分为 5 级：

0 级：完全能独立，可自由活动。

1 级：需要使用设备或器械。

2 级：需要他人的帮助、监护和教育。

3 级：既需要帮助，也需要设备和器械。

4 级：完全不能独立，不能参加活动。

6. 活动耐力

活动耐力是指个体对活动与运动的生理和心理耐受力。当活动的数量和强度超过耐受力时，机体会出现疲劳、心悸、胸闷、呼吸困难、头昏、四肢和腰背痛等症状。内脏、骨骼、肌肉、神经系统疾病，以及应用 β 受体阻断药、降压药等均可使机体活动耐力降低。

7. 目前的患病情况

疾病的性质和严重程度决定机体活动受限的程度。全面的评估有助于合理安排病人的活动量及活动方式，同时也有利于康复的需要。如截瘫、昏迷、骨折等病人的活动完全受限，应采取由护士协助为主的被动运动方式，并要及早预防因长期卧床对机体造成的并发症。如果为慢性病或疾病的恢复期，病情对活动的影响较小，护士应鼓励病人坚持进行主动运动，促进疾病的康复。另外，在评估病人疾病的同时，护士还要考虑到疾病治疗方案对运动的特殊要求，正确处理肢体活动与制动的关系，制订合理的护理计划。

8. 社会心理状况

心理状况对活动的完成具有重要影响。如果病人情绪低落、焦虑，对活动缺乏热情，甚至产生厌倦或恐惧心理时，会严重影响活动的进行及预期效果。因此，评估病人的心理状态，帮助病人保持愉快的心情，以及对活动的兴趣，是完成高质量活动的必要条件。另外，病人家属的态度和行为也会影响病人的心理状态，因此，护士还应教育家属给予病人充分的理解和支持，帮助病人建立广泛的社会支持系统，共同完成护理计划。

三、协助病人活动

根据病人的不同年龄、身心发育特点和疾病情况选择适宜的活动方式是促进康复的重要环节，尽管活动对大多数人来说都有益于健康，但如果缺乏科学的依据和正确的方法则对健康不利，甚至会对身体造成伤害。

（一）协助病人变换体位

长期卧床的病人，由于缺乏活动，或长时间采取不适当的被动体位或强迫体位，会影响脊柱、关节及肌肉组织的活动，病人可能出现局部疼痛、肌肉僵硬等症状。因此，卧床病人如病情允许，应经常变换体位，并给予背部护理，按摩受压肌肉，并协助病人进行关节和肌肉的功能活动，促进局部血液循环，帮助放松，减轻疼痛，保持关节和肌肉的正常生理功能和活动范围。

（二）关节活动度练习

关节活动范围（range of motion，ROM）是指关节运动时所通过的运动弧，常以度数表示，亦称关节活动度。关节活动度练习简称为 ROM 练习，是指根据每一特定关节可活动的范围，通过应用主动或被动的练习方法，维持关节正常的活动度，恢复和改善关节功能的锻炼方法。由个体独立完成的称为主动性 ROM 练习；依靠医务人员完成的称为被动性 ROM 练习。对于活动受限的病人应根据病情尽快进行 ROM 练习，开始可由医务人员完全协助或部分协助完成，随后逐渐过渡到病人能独立完成。被动性 ROM 练习可于护士为病人进行清洁护理、翻身和更换卧位时完成，既节省时间，又可观察病人的病情变化。

（三）肌肉练习

1. 等长练习

可增加肌肉张力而不改变肌肉长度的练习称为等长练习，因不伴有明显的关节运动，又称静力练习。如固定膝关节的股四头肌锻炼就属于等长练习。等长练习的主要优点是不引起明显的关节运动，故可在肢体被固定的早期应用，以预防肌肉萎缩；也可在关节内损伤、积液、炎症时应用；并可利用较大负荷增强练习效果等。主要缺点是以增加静态肌力为主，并有关节角度的特异性，即因在某一关节角度下练习，只对增强关节处于该角度时的肌力有效。因此，现提出多点（角度）的等长练习方法，即在整个运动弧度中，每隔20°作一组等长练习（避开引起疼痛的角度），以全面增强肌肉力量。一般认为，等长练习中，肌肉收缩的维持时间应在 6 秒以上，所增加的静力负荷可视参加锻炼者的具体情况而定。

2. 等张练习

指对抗一定的负荷作关节的活动锻炼，同时也锻炼肌肉收缩。因伴有大幅度关节运动，又称动力练习。等张练习的优点是肌肉运动符合大多数日常活动的肌肉运动方式，同时有利于改善肌肉的神经控制。

进行肌肉锻炼时应注意以下几点：

（1）以病人的病情及运动需要为依据，制订适合病人的运动计划，帮助病人认识活动与疾病康复的关系，使病人能够积极配合练习，达到运动的目的。对病人在练习过程中取得的进步和成绩，应及时给予赞扬和鼓励，以增强其康复的信心。

（2）肌肉锻炼前后应作充分的准备及放松运动，避免出现肌肉损伤。

（3）严格掌握运动的量与频率，以达到肌肉适度疲劳而不出现明显疼痛为原则。每次练习中间有适当的间歇让肌肉得到放松和复原，一般每日一次或隔日练习一次。

（4）如锻炼中出现严重疼痛、不适，或伴有血压、脉搏、心律、呼吸、意识、情绪等方面的变化，应及时停止锻炼，并报告医生给予必要的处理。

（5）注意肌肉等长收缩引起的升压反应及增加心血管负荷的作用，高血压、冠心病及其他心血管疾病的病人慎用肌力练习，严重者禁做肌力练习。

第四章　患者的饮食与营养

饮食与营养和健康与疾病有非常重要的关系。合理的饮食与营养可以保证机体正常生长发育，维持机体各种生理功能，促进组织修复，提高机体免疫力。而不良的饮食与营养可以引起人体各种营养物质失衡，甚至易导致各种疾病的发生。此外，当机体患病时，通过适当的途径给予病人均衡的饮食以及充足的营养也是促进病人康复的有效手段。因此，护士应掌握饮食与营养的相关知识，正确评估病人的饮食、营养状况等，制定科学合理的饮食治疗计划，并采取适宜的供给途径，实施饮食治疗计划，以促进病人尽快康复。

第一节　概　述

为了维持生命与健康、预防疾病及促进疾病康复，人体必须从食物中获取一定量的热能及营养素。护士必须掌握人体对营养的需要，饮食、营养与健康的关系及与疾病痊愈的关系，才能够采取有效的措施，满足病人在疾病康复过程中的营养需求，从而达到恢复健康和促进健康的目的。

一、人体对营养的需要

(一) 热能

热能是一切生物维持生命和生长发育及从事各种活动所必需的能量，由食物内的化学潜能转化而来。人体的主要热能来源是碳水化合物，其次是脂肪、蛋白质，因此，这些物质又称为"热能营养素"。它们的产热量分别为：碳水化合物 4 kcal/g，脂肪 9 kcal/g，蛋白质 4 kcal/g。

人体对热能的需要量受年龄、性别、生理特点及劳动强度等因素的影响。根据中国营养学会的推荐标准，我国成年男子的热能供给量为 9.41~12.55 MJ/d，成年女子为 7.53~10.04 MJ/d。

(二) 营养素

营养素是能够在生物体内被利用，具有供给能量、构成机体及调节和维持生理功能的物质。人体所需的营养素有 6 大类：蛋白质、脂肪、碳水化合物、矿物质和微量元素、维生素、水。

二、饮食、营养与健康的关系

食物是人类赖以生存的物质基础，合理的饮食及平衡的营养是维持健康的基本条件之一，不合理的饮食不利于人体健康。

(一) 合理饮食与健康

合理的饮食对于维持及促进机体健康有非常重要的作用。

1. 促进生长发育

营养素是维持生命活动的重要物质基础，对人体的发育起着决定性作用。某些营养素的缺乏可影响病人的身心成长发育。

2. 构成机体组织

蛋白质是构成机体的重要成分；糖类参与构成神经组织；脂类参与构成细胞膜；维生素参与合成酶和辅酶；钙、磷是构成骨骼的主要成分。

3. 提供能量

碳水化合物、蛋白质、脂肪在体内氧化可提供能量，以供机体进行各种生命活动。

4. 调节机体功能

神经系统、内分泌系统及各种酶类共同调节人体的活动，这些调节系统也是由各种营养素构成的。另外，适量的蛋白质及矿物质中的各种离子对维持机体内环境的稳定也具有重要的调节作用。

（二）不合理饮食与健康

某些营养素的过多、过少或饮食不当都可能损害健康，并造成某些疾病的发生与发展。

1. 营养不足

食物单调或短缺可造成营养缺乏性疾病，如缺铁性贫血、佝偻病等。

2. 营养过剩

营养过剩可造成某些营养失调性疾病，如肥胖、心脑血管疾病、恶性肿瘤等。

3. 饮食不当

多种因素，如食品处理不当、食品搁置过久、生熟食品交叉污染、暴饮暴食等均可引起一些食源性疾病，如胃肠炎。不卫生的饮食或食入有毒食物可引起食物中毒。某些人对特定食物还可发生过敏反应。

（三）合理日常膳食

人们可通过平衡膳食、合理摄入营养物质来减少与膳食有关的疾病。在日常生活中应做到：食物要多样，饥饱要适当，油脂要适量，粗细要搭配，食盐要限量，甜食要少吃，饮酒要节制，三餐要合理，活动与饮食要平衡。为了帮助人们合理搭配日常膳食，美国最早于1992年设计了一个"食物指导金字塔"，我国也根据中国居民膳食的特点提出了中国居民的"平衡膳食宝塔"。

三、饮食、营养与疾病痊愈的关系

人体患病时常伴有不同程度的代谢变化，需要特定的饮食及营养来辅助治疗疾病，促进康复。

（一）补充额外损失及消耗的营养素

疾病和创伤可引起代谢的改变、热能的过度消耗以及某些特定营养素的损失。若能及时、合理地调整营养素的摄入，补充足够的营养，则可使机体内糖原分解、蛋白质消耗减少，从而提高病人的抵抗力、促进创伤组织的修复及疾病的痊愈。

（二）辅助诊断及治疗疾病

特定的饮食能够辅助诊断或治疗某些疾病，促进疾病的痊愈。特定的饮食可作为辅助诊断方法，如隐血试验饮食可辅助诊断怀疑有消化道出血的疾病。对于某些疾病，饮食治疗已经成为重要的治疗手段之一。控制热能可使肥胖病人的体重减轻；增加营养可以纠正营养不良。调整食物组成，减少某种营养素的摄入量可以减轻特定脏器的负荷，如肾衰时控制钠盐的摄入可减轻肾脏的负担。控制某些营养成分的摄取可以控制疾病的发展，如 1 型糖尿病、高血压等。某些情况下需要特殊的饮食营养支持，如胃肠内营养、胃肠外营养。根据疾病的病理生理特点，相应的饮食治疗方案和特定的饮食配方可以增强机体抵抗力，促进组织修复和恢复代谢功能。

第二节　营养状况的评估

营养评估是健康评估中的重要组成部分。通过与病人及其家属的密切接触，护士可以及时、准确地检查病人营养状况、评估膳食组成、了解和掌握病人现存的或潜在的营养问题，这对于护士选择恰当的饮食治疗与护理方案、改善病人的营养状况及促进病人的康复具有重要的指导意义。

一、影响因素的评估

影响饮食与营养的因素有身体因素、心理因素及社会因素等。

(一) 身体因素

1. 生理因素

(1) 年龄：人在生长发育过程中的不同阶段对热能及营养素的需要量有所不同。婴幼儿生长速度快，需要高蛋白、高维生素、高矿物质及高热量饮食；母乳喂养的婴儿还需要补充维生素 D、维生素 K、铁等营养素。幼儿及学龄前期儿童应确保摄入充足的脂肪酸，以满足大脑及神经系统的发育需要。青少年需摄入足够的蛋白质、维生素和微量元素，如钙、铁、碘等。老年人新陈代谢慢，每日所需的热量减少，但对钙的需求增加。不同年龄的病人对食物质地的选择也有差异，如婴幼儿咀嚼及消化功能尚未完善、老年人咀嚼及消化功能减退，应给予这两类人群软质易消的食物。另外，不同年龄的病人可有不同的饮食喜好。

(2) 活动量：各种活动是能量代谢的主要因素，活动强度、工作性质、工作条件不同，热能消耗也不同。活动量大的个体对热能及营养素的需求大于活动量小的个体。

(3) 特殊生理状况：处于妊娠期、哺乳期的女性对营养的需求显著增加，同时会有饮食习惯的改变。妊娠期女性摄入营养素的比例应均衡，同时需要增加蛋白质、铁、碘、叶酸的摄入量，在孕期的后 3 个月尤其要增加钙的摄入量。哺乳期女性在每日的饮食基础上需再加 500 kcal 热量，对蛋白质等物质的需要量增加到 65 g/d，同时应注意维生素 B 及维生素 C 的摄入。

2. 病理因素

（1）疾病及药物影响：许多疾病可影响病人对食物及营养的摄取、消化、吸收及代谢。口腔、胃肠道疾患可直接影响食物的摄取、消化和吸收。当患有高代谢性疾患如发热、烧伤、甲状腺功能亢进等或慢性消耗性疾病时，机体对热量的需求量较正常增加。伤口愈合与感染期间，病人对蛋白质的需求较大。若从尿液或引流液流失大量的蛋白质、体液和电解质，则病人需要增加相应营养素的摄入量。若某种原因引起病人味觉、嗅觉异常，可能影响其食欲，导致营养摄入不足。若身体不适引起焦虑、悲哀等不良情绪，也可影响病人食欲。

（2）食物过敏：某些人对特定的食物，如牛奶、海产品等过敏，出现腹泻、哮喘、荨麻疹等过敏反应，影响营养的摄入和吸收。

（二）心理因素

一般情况下，焦虑、忧郁、恐惧、悲哀等不良情绪可引起交感神经兴奋，抑制胃肠道蠕动及消化液的分泌，使人食欲降低，引起进食过少、偏食、厌食等；愉快、轻松的心理状态则会促进食欲。有些病人在进食时会有不正常的心理状态，如在孤独、焦虑时就想吃食物。

（三）社会因素

1. 经济状况

经济情况直接影响人们的购买力，影响人们对食物的选择，从而影响其营养状况。经济状况良好者应注意有无营养过剩的问题，而经济状况较差者应防止营养不良。

2. 饮食习惯

每个人都会有自己的饮食习惯，包括食品的选择、烹调方法、饮食方式、饮食嗜好、进食时间等。饮食习惯受民族、宗教信仰、社会背景、文化习俗、地理位置、生活方式等的影响。不同民族及宗教的人可能有不同的饮食禁忌，如佛教徒很少摄入动物性食物，可能会引起特定营养素的缺乏。我国有"东酸西辣，南甜北咸"的饮食特色，如东北人喜食酸菜，其中含有较多的亚硝胺类物质，易引发消化系统肿瘤。饮食习惯不佳，如偏食、吃零食等，可造成某些营养素的摄取量过多或过少，导致不平衡。嗜好饮酒者，长期大量饮酒可使食欲减退，导致营养不良。

3. 饮食环境

进食时周围的环境、食具的洁净、食物的色、香、味等都可影响人们对食物的选择及摄入。

4. 生活方式

现代高效率、快节奏的生活方式使食用快餐、速食食品的人越来越多。

5. 营养知识

正确地理解和掌握营养知识有助于人们摄入均衡的饮食和营养。如果病人不了解营养素的每日需要量和食物的营养成分等基本知识，生活中存在关于饮食营养知识方面的误区，就可能出现不同程度的营养失调。

二、饮食营养的评估

(一) 饮食状况评估

对病人饮食状况的评估可明确病人是否存在影响营养状况的饮食问题。

1. 用餐情况

注意评估病人用餐的时间、频次、方式、规律等。

2. 摄食种类及摄入量

食物种类繁多，不同食物中营养素的含量不同。注意评估病人摄入食物的种类、数量及相互比例是否适宜，是否易被人体消化吸收。

3. 食欲

注意评估病人食欲有无改变，若有改变，注意分析原因。

4. 其他

应注意评估病人是否服用药物、补品并注意其种类、剂量、服入时间，有无食物过敏史、特殊喜好，有无咀嚼不便、口腔疾患等可影响其饮食状况的因素。

（二）体格检查

通过对病人的外貌、皮肤、毛发、指甲、骨骼和肌肉等方面的评估，可初步确定病人的营养状况。

（三）人体测量

人体测量通过对人体有关部位的长度、宽度、厚度及围度的测量，以达到根据个体的生长发育情况了解其营养状况的目的。临床最常用的是身高、体重、皮褶厚度和上臂围。

1. 身高、体重

身高和体重是综合反映生长发育及营养状况的最重要的指标。由于身高、体重除受营养因素影响外，还受遗传、种族等多方面因素影响，因此在评价营养状况时需要测量身高、体重并用测得的数值与人体正常值进行比较。测量出病人的身高、体重，然后按公式计算出标准体重，并计算实测体重占标准体重的百分数。

2. 皮褶厚度

皮褶厚度，又称皮下脂肪厚度，反映身体脂肪含量，对判断消瘦或肥胖有重要意义。常用测量部位有：肱三头肌部，即右上臂肩峰与尺骨鹰嘴连线中点处；肩胛下部，即右肩胛下角处；腹部，即距脐左侧 1 cm 处。测量时选用准确的皮褶计，测定 3 次并取平均值。三头肌皮褶厚度最常用，其正常参考值为：男性 12.5 mm，女性 16.5 mm。所测数据可与同年龄的正常值相比较，较正常值少 35%~40%为重度消耗，25%~34%为中度消耗，24%以下为轻度消耗。

3. 上臂围

上臂围是测量上臂中点位置的周长。可反映肌蛋白贮存和消耗程度，是快速而简便的评价指标，也可反映热能代谢的情况。我国男性上臂围平均为 27.5 cm。测量值>标准值 90%为营养正常，90%~80%为轻度营养不良，80%~60%为中度营养不良，<60%为严重营养不良。

（四）生化指标及免疫功能的评估

生化检验可以测定人体内各种营养素水平，是评价人体营养状况的较客观指标，可以早期发现亚临床营养不足。免疫功能测定可了解人体的免疫功能状况，间接反映机体的营养状况。生化指标检测常用方法有测量血、尿中某些营养素或排泄物中代谢产物的含量，如血、尿、粪常规检验，血清蛋白、血清转铁蛋白、血脂、血清钙的测定，电解质、pH 等的测定，亦可进行营养素耐量试验或负荷试验，或根据体内其他生化物质的检查间接推测营养素水平等。目前常用的检查包括血清蛋白质水平、氮平衡试验及免疫功能测定。

第三节　医院饮食

医院饮食可分为 3 大类：基本饮食、治疗饮食和试验饮食，分别适应不同病情的需要。

一、基本饮食

基本饮食包括普通饮食、软质饮食、半流质饮食和流质饮食 4 种。

二、治疗饮食

治疗饮食是指在基本饮食的基础上，适当调节热能和营养素，以达到治疗或辅助治疗的目的，从而促进病人的康复。

三、试验饮食

试验饮食是指在特定的时间内，通过对饮食内容的调整来协助诊断疾病和确保实验室检查结果正确性的一种饮食。

第四节　一般饮食护理

根据对病人营养状况的评估，结合疾病的特点，护士可以为病人制定有针对性的营养计划，并根据计划对病人进行相应的饮食护理，可帮助病人摄入足量、合理的营养素，促进病人康复。

一、病区的饮食管理

病人入院后，由病区负责医生根据病人病情开出饮食医嘱，确定病人所需的饮食种类。护士根据医嘱填写入院饮食通知单，送交营养室，并填写在病区的饮食单上，同时在病人的床尾或床头注上相应标记，作为分发饮食的依据。

因病情需要而更改饮食时，如半流质饮食改为软质饮食、手术前需要禁食或病愈出院需要停止饮食等，需由医生开出医嘱。护士按医嘱填写饮食更改通知单或饮食停止通知单，送交订餐人员或营养室，由其做出相应处理。

二、病人的饮食护理

（一）病人进食前的护理

1. 饮食教育

由于饮食习惯不同、缺乏营养知识，病人可能对于医院的某些饮食不理解，难以接受。护士应根据病人所需的饮食种类对病人进行解释和指导，说明意义，明确可选用和不宜选用的食物及进餐次数等，取得病人的配合。饮食指导时应尽量符合病人的饮食习惯，根据具体情况指导和帮助病人摄取合理的饮食，尽量用一些病人容易接受的食物代替限制性食物，使用替代的调味品或佐料，以使病人适应饮食习惯的改变。良好的饮食教育能使病人理解并愿意遵循饮食计划。

2. 进食环境准备

舒适的进食环境可使病人心情愉快，促进食欲。病人进食的环境应以清洁、整齐、空气新鲜、气氛轻松愉快为原则。

（1）进食前暂停非紧急的治疗及护理工作。

（2）病室内如有危重或呻吟的病人，应以屏风遮挡。

（3）整理床单位，收拾床旁桌椅及床上不需要的物品，去除不良气味，避免不良视觉印象，如饭前半小时开窗通风、移走便器等。对于病室内不能如厕的病人，饭前半小时给予便器排尿或排便，使用后应及时撤除，开窗通风，防止病室内因残留不良气味而影响食欲。

（4）多人共同进餐可促进病人食欲。如条件允许，应鼓励病人在病区餐厅集体进餐，或鼓励同病室病人共同进餐。

3. 病人准备

进食前病人感觉舒适会有利于病人进食。因此，在进食前，护士应协助病人做好相应的准备工作。

（1）减轻或去除各种不舒适因素：疼痛病人给予适当的镇痛措施；高热者给予降温处理；敷料包扎固定过紧、过松者给予适当调节；因固定的特定姿势引起疲劳时，应帮助病人更换卧位或给予相应部位按摩。

（2）减少病人的不良心理状态：对于焦虑、忧郁者给予心理指导；条件许可时，可允许家人陪伴病人进餐。

（3）协助病人洗手及清洁口腔：对病情严重的病人给予口腔护理，以促进食欲。

（4）协助病人采取舒适的进餐姿势：如病情许可，可协助病人下床进食；不便下床者，可安排坐位或半坐位，并于床上摆放小桌进餐；卧床病人可安排侧卧位或仰卧位（头转向一侧）并给予适当支托。

（5）征得病人同意后将治疗巾或餐巾围于病人胸前，以保持衣服和被单的清洁，并使病人做好进食准备。

（二）病人进食中的护理

1. 及时分发食物

护士洗净双手，衣帽整洁。根据饮食单上的饮食要求协助配餐员及时将热饭、热菜准确无误地分发给每位病人。

2. 鼓励并协助病人进食

病人进食期间应巡视病人，同时鼓励或协助病人进食。

（1）检查治疗饮食、试验饮食的实施情况，并适时给予督促，随时征求病人对饮食的意见，并及时向营养室反映。对访客带来的食物，需经护士检查，符合治疗护理原则的方可食用，必要时协助加热。

（2）进食期间，护士可及时地、有针对性地解答病人在饮食方面的问题，逐渐纠正其不良饮食习惯。

（3）鼓励卧床病人自行进食，并将食物、餐具等放在病人易于取到的位置，必要时护士应给予帮助。

（4）对不能自行进食者，应根据病人的进食习惯如进食的次序与方法等耐心喂食，每次喂食的量及速度可按病人的情况和要求而定，不要催促病人，以便于其咀嚼和吞咽。进食的温度要适宜，防止烫伤。饭和菜、固体和液体食物应轮流喂食。进流质饮食者，可用吸管吸吮。

（5）对双目失明或眼睛被遮盖的病人，除遵守上述喂食要求外，应告诉病人喂食内容以增加其进食的兴趣。若病人要求自己进食，可按时钟平面图放置食物，并告知方向、食品名称，利于病人按顺序获取，如6点钟方向放饭，12点钟方向放汤，3点钟及9点钟方向放菜等。

（6）对禁食或限量饮食者，应告知病人原因，以取得配合，同时在床尾挂上标记，做好交接班。

（7）对于需要增加饮水量者，应向病人解释大量饮水的目的及重要性。督促病人在白天饮入一天总饮水量的3/4，以免夜间饮水多，增加排尿次数而影响睡眠。病人无法一次大量饮水时，可少量、多次饮水，并注意改变液体种类，以保证液体的摄入。

（8）对限制饮水量者，护士应向病人及家属说明限水的目的及饮水量，以取得合作。病人床边应有限水标记。若病人口干，可用湿棉球湿润口唇或滴水湿润口腔黏膜；口渴严重时若病情允许可采用含冰块、酸梅等方法刺激唾液分泌而止渴。

3. 特殊问题的处理

在巡视病人时应及时处理进食过程中的特殊问题。

（1）恶心：若病人在进食过程中出现恶心的情况，可鼓励其做深呼吸并暂时停止进食。

（2）呕吐：若病人发生呕吐，应及时给予帮助。将病人头偏向一侧，防止呕吐物进入气管内；给病人提供盛装呕吐物的容器；尽快清除呕吐物并及时更换被污染的被服等；开窗通风，去除室内不良气味；帮助病人漱口或给予口腔护理，以去除口腔异味；询问病人是否愿意继续进食，对不愿意继续进食者，可帮助其保存好剩下的食物，待其愿意进食时再给予；观察呕吐物的性质、颜色、量和气味等并做好记录。

（3）呛咳：告诉病人在进食过程中应细嚼慢咽，不要边进食边说话，以免发生呛咳。若病人发生呛咳，应帮助病人拍背；若异物进入喉部，应及时在腹部剑突下、肚脐上用手向上、向下推挤数次，使异物排出，防止发生窒息。

（三）病人进食后的护理

（1）及时撤去餐具，清理食物残渣，整理床单位，督促和协助病人饭后洗手、漱口或为病人做口腔护理，以保持餐后的清洁和舒适。

（2）餐后根据需要做好记录，如进食的种类、数量、病人进食时和进食后的反应等，以评价病人的进食是否达到营养需求。

（3）对暂需禁食或延迟进食的病人应做好交接班。

第五节　特殊饮食护理

对于病情危重、存在消化道功能障碍、不能经口或不愿经口进食的病人，为保证营养素的摄取、消化、吸收，维持细胞的代谢，保持组织器官的结构与功能，调控免疫、内分泌等功能并修复组织，促进康复，临床上常根据病人的不同情况采用不同的特殊饮食护理，包括胃肠内营养和胃肠外营养。

一、胃肠内营养

胃肠内营养是采用口服或管饲等方式经胃肠道提供能量及营养素的支持方式。根据所提供营养食品的不同，可以分为要素饮食、非要素饮食等。要素饮食主要可用管饲的方法供给病人。管饲是将导管插入胃肠道，给病人提供必需的食物、营养液、水及药物的方法，是临床中提供或补充营养的极为重要的方法之一。根据导管插入的途径，可分为：①口胃管，导管由口插入胃内；②鼻胃管，导管经鼻腔插入胃内；③鼻肠管，导管由鼻腔插入小肠；④胃造瘘管，导管经胃造瘘口插入胃内；⑤空肠造瘘管，导管经空肠造瘘口插至空肠内。当给病人通过导管注入营养液时，可以应用注射器将管饲物注入导管，也可应用肠内营养泵注入。

（一）要素饮食

要素饮食是一种化学组成明确的精制食品，含有人体所必需的易于消化吸收的营养成分，与水混合后可以形成溶液或较为稳定的悬浮液。它的主要特点是无需经过消化过程即可直接被肠道吸收和利用，为人体提供热能及营养。适用于严重烧伤及创伤等超高代谢、消化道瘘、手术前后需营养支持、非感染性严重腹泻、消化吸收不良、营养不良等病人。

1. 目的

要素饮食在临床营养治疗中可保证危重病人的能量及氨基酸等营养素的摄入，促进伤口愈合，改善病人营养状况，以达到治疗及辅助治疗的目的。

2. 分类

要素饮食根据治疗用途可分为营养治疗用和特殊治疗用两大类。营养治疗用要素饮食主要包含游离氨基酸、单糖、重要脂肪酸、维生素、无机盐类和微量元素等。特殊治疗用要素饮食主要针对不同疾病病人，增减相应营养素以达到治疗目的的一些特殊种类要素饮食，主要有适用于肝功能损害的高支链氨基酸低芳香族氨基酸要素饮食、适用于肾功能衰竭的以必需氨基酸为主的要素饮食、适用于苯丙酮尿症的低苯丙氨酸要素饮食等。这里主要介绍营养治疗用要素饮食。

3. 用法

根据病人的病情需要，将粉状要素饮食按比例添加水，配制成适宜浓度和剂量的要素饮食后，可通过口服、鼻饲、经胃或空肠造瘘口滴注的方法供给病人。因一般要素饮食口味欠佳，口服时病人不易耐受，故临床较少应用。也有一些要素饮食添加适量调味料以改善口感，用于口服。管喂滴注要素饮食时一般有以下3种方式。

（1）分次注入：将配制好的要素饮食或现成制品用注射器通过鼻胃管注入胃内，每日4~6次，每次250~400 mL。主要用于非危重，经鼻胃管或造瘘管行胃内喂养病人。优点是操作方便，费用低廉；缺点是较易引起恶心、呕吐、腹胀、腹泻等胃肠道症状。

（2）间歇滴注：将配制好的要素饮食或现成制品放入有盖吊瓶内，经输注管缓慢注入，每日4~6次，每次400~500 mL，每次输注持续时间约30~60分钟，多数病人可耐受。

（3）连续滴注：装置与间歇滴注同，在12~24小时内持续滴入要素饮食，或用肠内营养泵保持恒定滴速，多用于经空肠喂养的危重病人。

4. 并发症

在病人应用过程中，可因营养制剂选择不当、配制不合理、营养液污染或护理不当等因素引起各种并发症。

（1）机械性并发症：与营养管的硬度、插入位置等有关，主要有鼻咽部和食管黏膜损伤、管道阻塞。

（2）感染性并发症：若营养液误吸可导致吸入性肺炎，若肠道造瘘病人的营养管滑入腹腔可导致急性腹膜炎。

（3）代谢性并发症：有的病人可出现高血糖或水电解质代谢紊乱。

（4）其他并发症：病人还可发生恶心、呕吐、腹胀、腹痛、便秘、腹泻等其他并发症。

5. 注意事项

（1）每一种要素饮食的具体营养成分、浓度、用量、滴入速度，应根据病人的具体病情，由临床医师、责任护士和营养师共同商议而定。

（2）应用原则一般是由低、少、慢开始，逐渐增加，待病人耐受后，再稳定配餐标准、用量和速度。

（3）配制要素饮食时，应严格执行无菌操作原则，所有配制用具均需消毒灭菌后再使用。

（4）已配制好的溶液应放在4℃以下的冰箱内保存，防止被细菌污染。配制好的要素饮食应保证于24小时内用完，防止放置时间过长而变质。

（5）要素饮食不能用高温蒸煮，但可适当加温，其口服温度一般为37℃左右，鼻饲及经造瘘口注入时的温度宜为41~42℃。可置一热水袋于输液管远端，保持温度，防止发生腹泻、腹痛、腹胀。

（6）要素饮食滴注前后都需用温开水或生理盐水冲净管腔，以防食物积滞管腔而腐坏变质。

（7）滴注过程中经常巡视病人，如出现恶心、呕吐、腹胀、腹泻等症状，应及时查明原因，按需要调整速度、温度；反应严重者可暂停滴入。

（8）应用要素饮食期间需定期记录体重，并观察尿量、大便次数及性状，检查血糖、尿糖、血尿素氮、电解质、肝功能等指标，做好营养评估。

（9）停用要素饮食时需逐渐减量，骤停易引起低血糖反应。

（10）临床护士要加强与医师和营养师的联系，及时调整饮食，处理不良反应或并发症。

（11）要素饮食不能用于幼小婴儿和消化道出血者；消化道瘘和短肠综合征病人宜先采用几天全胃肠外营养后，逐渐过渡到要素饮食；糖尿病和胰腺疾病病人应慎用。

（二）鼻饲法

鼻饲法是将导管经鼻腔插入胃内，从管内灌注流质食物、水分和药物的方法。

1. 目的

对下列不能自行经口进食的病人以鼻胃管供给食物和药物，从而维持病人营养和治疗的需要。

（1）昏迷病人。

（2）口腔疾患或口腔手术后病人，上消化道肿瘤引起吞咽困难病人。

（3）不能张口的病人，如破伤风病人。

（4）其他病人，如早产儿、病情危重者、拒绝进食者等。

2. 操作前准备

（1）评估病人并解释

①评估：病人的年龄、病情、意识、鼻腔的通畅性、心理状态及合作程度。

②解释：向病人及家属解释操作目的、过程及操作中配合方法。

（2）病人准备

了解管饲饮食的目的、操作过程及注意事项；愿意配合；鼻孔通畅。

（3）环境准备

环境清洁，无异味。

（4）护士准备

衣帽整洁，修剪指甲，洗手，戴口罩。

（5）用物准备

①治疗车上层：无菌鼻饲包（内备：治疗碗、镊子、止血钳、压舌板、纱布、胃管、50 mL注射器、治疗巾）、胃管（可根据鼻饲持续时间、病人的耐受程度选择橡胶胃管、硅胶胃管或新型胃管）、液体石蜡、棉签、胶布、别针、夹子或橡皮圈、手电筒、听诊器、

弯盘、鼻饲流食（38~40 ℃）、温开水适量（也可取病人饮水壶内的水）、按需准备漱口或口腔护理用物及松节油、手消毒液。

②治疗车下层：生活垃圾桶、医用垃圾桶。

3. 注意事项

（1）插管时动作应轻柔，避免损伤食管黏膜，尤其是通过食管3个狭窄部位（环状软骨水平处，平气管分叉处，食管通过膈肌处）时。

（2）插入胃管至 10~15 cm（咽喉部）时，若为清醒病人，嘱其做吞咽动作；若为昏迷病人，则用左手将其头部托起，使下颌靠近胸骨柄，以利插管。

（3）插入胃管过程中如果病人出现呛咳、呼吸困难、发绀等，表明胃管误入气管，应立即拔出胃管。

（4）每次鼻饲前应证实胃管在胃内且通畅，并用少量温水冲管后再进行喂食，鼻饲完毕后再次注入少量温开水，防止鼻饲液凝结。

（5）鼻饲液温度应保持在38~40 ℃，避免过冷或过热；新鲜果汁与奶液应分别注入，防止产生凝块；药片应研碎溶解后注入。

（6）食管静脉曲张、食管梗阻的病人忌用鼻饲法。

（7）长期鼻饲者应每天进行两次口腔护理，并定期更换胃管，普通胃管每周更换1次，硅胶胃管每月更换1次。

4. 健康教育

（1）给病人讲解管饲饮食的目的、操作过程，减轻病人焦虑。

（2）给病人讲解鼻饲液的温度、时间、量，胃管的冲洗、病人卧位等。

（3）给病人介绍更换胃管的知识。

（4）告诉病人若鼻饲后有不适，应及时告知医护人员。

（三）肠内营养泵

肠内营养泵是一种肠内营养输注系统，是通过鼻胃管或鼻肠管连接泵管及其附件，以微电脑精确控制输注的速度、剂量、温度、输注总量等的一套完整、封闭、安全、方便的系统，应用于处于昏迷状态或需要准确控制营养输入的管饲饮食病人。该系统可以按照需要定时、定量对病人进行肠道营养液输入，达到维持病人生命、促进术后康复的目的。

肠内营养泵的功能：①可以根据要求设定输入营养液的总量、流速、温度等参数，并且在运行过程中可以任意修改；②根据指令，自动检测和控制营养液的流量和流速；根据设定营养液的温度，自动检测和控制营养液的温度；③在营养液的温度、流量和流速出现异常时，发出报警信号；④动态显示已经输入营养液的数量、温度、流量和流速，便于随时查看。

肠内营养泵可能出现的问题有：①管道堵塞。多因营养液黏附管壁所致，应在持续滴注时每2~4小时用37 ℃左右的生理盐水或温开水冲洗管道。②营养泵报警。其原因除管道堵塞外，还可能是滴管内液面过高或过低、液体滴空、电源不足等，应及时排除引起营养泵报警原因，以使输注畅通。③鼻胃（肠）管因质硬造成消化道穿孔或营养管插入深度不够而误置入气管。应严格遵守操作规程，同时可选用较柔软的鼻胃（肠）营养管。

二、胃肠外营养

胃肠外营养是按照病人的需要，通过周围静脉或中心静脉输入病人所需的全部能量及营养素，包括氨基酸、脂肪、各种维生素、电解质和微量元素的一种营养支持方法。

（一）目的

用于各种原因引起的不能从胃肠道摄入营养、胃肠道需要充分休息、消化吸收障碍以及存在超高代谢等的病人，保证热量及营养素的摄入，从而维持机体新陈代谢，促进病人康复。

（二）分类

根据补充营养的量，胃肠外营养可分为部分胃肠外营养和全胃肠外营养两种。根据应用途径不同，胃肠外营养可分为周围静脉营养及中心静脉营养。短期、部分营养支持或中心静脉置管困难时，可采用周围静脉营养；长期、全量补充营养时宜采取中心静脉营养。

（三）用法

胃肠外营养的输注方法主要有全营养混合液输注及单瓶输注两种。

1. 全营养混合液

即将每天所需的营养物质在无菌条件下按次序混合输入由聚合材料制成的输液袋或玻璃容器后再输注的方法。这种方法热氮比例平衡、多种营养素同时进入体内而增加节氮效果；同时简化输液过程，节省时间；另外可减少污染并降低代谢性并发症的发生。

2. 单瓶输注

在无条件进行全营养混合液输注时，可单瓶输注。此方法由于各营养素非同步进入机体而造成营养素的浪费，还易发生代谢性并发症。

（四）禁忌证

（1）胃肠道功能正常，能获得足够的营养。

（2）估计应用时间不超过 5 天。

（3）病人伴有严重水电解质紊乱、酸碱失衡、出凝血功能紊乱或休克时应暂缓使用，待内环境稳定后再考虑胃肠外营养。

（4）已进入临终期、不可逆昏迷等病人不宜应用胃肠外营养。

（五）并发症

在病人应用胃肠外营养的过程中，可能发生的并发症如下。

1. 机械性并发症

在中心静脉置管时，可因病人体位不当、穿刺方向不正确等引起气胸、皮下气肿、血肿甚至神经损伤。若穿破静脉及胸膜，可发生血胸或液胸。输注过程中，若大量空气进入输注管道可发生空气栓塞，甚至死亡。

2. 感染性并发症

若置管时无菌操作不严格、营养液污染以及导管长期留置可引起穿刺部位感染、导管性脓毒症等感染性并发症。长期肠外营养也可发生肠源性感染。

3. 肝功能损害

长期肠外营养也可引起肠黏膜萎缩、胆汁淤积等并发症。

（六）注意事项

（1）加强配制营养液及静脉穿刺过程中的无菌操作。

（2）配制好的营养液储存于 4 ℃冰箱内备用，若存放超过 24 小时，则不宜使用。

（3）输液导管及输液袋每 12~24 小时更换 1 次；导管进入静脉处的敷料每 24 小时应更换 1 次。更换时严格无菌操作，注意观察局部皮肤有无异常征象。

（4）输液过程中加强巡视，注意输液是否通畅，开始时缓慢，逐渐增加滴速，保持输液速度均匀。一般成人首日输液速度 60 mL/h，次日 80 mL/h，第 3 日 100 mL/h。输液浓度也应由较低浓度开始，逐渐增加。输液速度及浓度可根据病人年龄及耐受情况加以调节。

（5）输液过程中应防止液体中断或导管拔出，防止发生空气栓塞。

（6）静脉营养导管严禁输入其他液体、药物及血液，也不可在此处采集血标本或测中心静脉压。

（7）使用前及使用过程中要对病人进行严密的实验室监测，每日记录出入液量，观察血常规、电解质、血糖、氧分压、血浆蛋白、尿糖、酮体及尿生化等情况，根据病人体内代谢的动态变化及时调整营养液配方。

（8）密切观察病人的临床表现，注意有无并发症的发生。若发现异常情况应及时与医师联系，配合处理。

第五章　患者排泄护理

人体排泄的途径有皮肤、呼吸道、消化道及泌尿道，其中消化道和泌尿道是主要的排泄途径。许多因素可直接或间接地影响人体的排泄活动和形态，而每个个体的排泄形态及影响因素也不尽相同。因此，护士应掌握与排泄有关的护理知识和技术，帮助或指导病人维持正常的排泄功能，满足其排泄的需要，使之获得最佳的健康和舒适状态。

第一节　排尿护理

泌尿系统产生的尿液可将人体代谢的最终产物、过剩盐类、有毒物质和药物排出体外，同时调节水、电解质及酸碱平衡，维持人体内环境的相对稳定。当排尿功能受损时，个体身心健康将会受到影响。因此护士在工作中要密切观察病人的排泄状况，了解病人的身心需要，提供适宜的护理措施，解决病人存在的排尿问题，促进其身心健康。

一、与排尿有关的解剖与生理

(一) 泌尿系统的结构与功能

泌尿系统是由肾脏、输尿管、膀胱及尿道组成，其功能对维持人体健康尤为重要。

1. 肾脏

肾脏是成对的实质性器官，位于腹膜后脊柱两侧，左右各 1 个。左肾上极平十一胸椎，下极与第二腰椎下缘齐平。右肾上方与肝脏相邻，位置比左肾低半个到一个椎体，右肾上极平第十二胸椎，下极平第三腰椎。肾脏由肾单位、肾小球旁器、肾间质、血管和神经组成。肾单位是肾脏的结构和功能单位，每个肾脏由约 100 万（80 万~110 万）个肾单位组成，每个肾单位包括肾小体和肾小管两部分。血液通过肾小球的滤过作用生成原尿，再通过肾小管和集合管的重吸收和分泌作用产生终尿，经肾盂排向输尿管。

肾脏的主要生理功能是产生尿液、排泄人体新陈代谢的终末产物（如尿素、肌酐、尿酸等含氮物质）、过剩盐类、有毒物质和药物。同时调节水、电解质及酸碱平衡，从而维持人体内环境的相对稳定。此外，肾脏还是一个内分泌器官，可合成和分泌促红细胞生成素、前列腺素和激肽类物质等。

2. 输尿管

输尿管为连接肾脏和膀胱的细长肌性管道，左右各一，成人输尿管全长约 20~30 cm，有 3 个狭窄部位，分别位于起始部、跨骨盆入口缘和穿膀胱壁处。结石常嵌顿在输尿管的狭窄处。

输尿管的生理功能是通过输尿管平滑肌每分钟 1~5 次的蠕动刺激和尿液的重力作用，将尿液由肾脏输送至膀胱，此时尿液是无菌的。

3. 膀胱

膀胱为储存尿液的有伸展性的囊状肌性器官，位于小骨盆内、耻骨联合的后方。其形状、大小、位置均随尿液充盈的程度而变化。膀胱空虚时，其顶部不超过耻骨联合上缘；充盈时，膀胱体与顶部上升，腹膜随之上移，膀胱前壁与腹前壁相贴，因而可在耻骨上进行膀胱的腹膜外手术或行耻骨上膀胱穿刺。膀胱的肌层由 3 层纵横交错的平滑肌组成，称为膀胱逼尿肌，排尿活动需靠此肌肉收缩来协助完成。一般膀胱内储存的尿液达到 300~500 mL 时，才会产生尿意。膀胱的主要生理功能是储存和排泄尿液。

4. 尿道

尿道是尿液排出体外的通道，起自膀胱内称为尿道内口，末端直接开口于体表，称为尿道外口。尿道内口周围有平滑肌环绕，形成膀胱括约肌（内括约肌）；尿道穿过尿生殖膈处有横纹肌环绕，形成尿道括约肌（外括约肌），可随意志控制尿道的开闭。临床上将穿过尿生殖膈的尿道部分称为前尿道，未穿过的部分称为后尿道。男、女性尿道有很大差别。男性尿道长 18~20 cm，有 3 个狭窄部位，即尿道内口、膜部和尿道外口；两个弯曲，即耻骨下弯和耻骨前弯。耻骨下弯固定无变化，而耻骨前弯则随阴茎位置的不同而变化，如将阴茎向上提起，耻骨前弯即可消失。女性尿道长 4~5 cm，较男性尿道短、直、粗，富于扩张性，尿道外口位于阴蒂下方，与阴道口、肛门相邻，比男性容易发生尿道感染。

尿道的主要生理功能是将尿液从膀胱排出体外。男性尿道还与生殖系统有密切的关系。

（二）排尿的生理

肾脏生成尿液是一个连续不断的过程，而膀胱的排尿则是间歇进行的。只有当尿液在膀胱内储存并达到一定量时，才能引起反射性的排尿，使尿液经尿道排出体外。

膀胱受副交感神经紧张性冲动的影响处于轻度收缩状态，其内压经常保持在 10 cmH$_2$O。由于膀胱平滑肌具有较大的伸展性，故在尿量开始增加时，膀胱内压并无明显升高。当膀胱内尿量增加至 400~500 mL 时，膀胱内压超过 10 cmH$_2$O，出现尿意。如果尿量增加至 700 mL，膀胱内压随之升高至 35 cmH$_2$O 时，膀胱逼尿肌便出现节律性收缩，但此时还可有意识地控制排尿。当膀胱内压达 70 cmH$_2$O 以上时，便出现明显的痛感，产生强烈的尿意。

排尿活动是一种受大脑皮层控制的反射活动。当膀胱内尿量充盈达 400~500 mL 时，膀胱壁的牵张感受器受压力的刺激而兴奋，冲动沿盆神经传入脊髓骶段的排尿反射初级中枢（S$_2$~S$_4$）；同时冲动也到达脑干（脑桥）和大脑皮层的排尿反射高位中枢，产生排尿欲。如果条件允许，排尿反射进行，冲动沿盆神经传出，引起逼尿肌收缩，内括约肌松弛，尿液进入后尿道。此时尿液刺激尿道感受器，冲动再次沿盆神经传至脊髓骶段初级排尿中枢，以加强排尿并反射性抑制阴部神经，使膀胱外括约肌松弛，于是尿液被强大的膀胱内压驱出。在排尿时，腹肌、膈肌、尿道海绵体肌的收缩均有助于尿液的排出。如果环境不适宜，排尿反射将受到抑制。但小儿大脑发育不完善，对初级排尿中枢的控制能力较弱，所以小儿排尿次数多，且易发生夜间遗尿现象。

二、排尿的评估

（一）排尿的评估内容

1. 排尿次数

一般成人白天排尿 3~5 次，夜间 0~1 次。

2. 尿量

尿量是反映肾脏功能的重要指标之一。正常情况下每次尿量 200~400 mL，24 小时的尿量 1000~2000 mL，平均在 1500 mL。尿量和排尿次数受多因素影响。

3. 尿液的性状

（1）颜色：正常新鲜尿液呈淡黄色或深黄色，是由于尿胆原和尿色素所致。当尿液浓缩时，可见量少色深。尿的颜色还受某些食物、药物的影响，如进食大量胡萝卜或服用维生素 B_2，尿的颜色呈深黄色。在病理情况下，尿的颜色可有以下变化。①血尿：一般认为新鲜尿离心后，尿沉渣每高倍镜视野红细胞≥3 个，表示尿液中红细胞异常增多，称为血尿。血尿颜色的深浅与尿液中所含红细胞量的多少有关，血尿轻者尿色正常，仅显微镜下红细胞增多，称为镜下血尿；出血量多者尿色常呈洗肉水色、浓茶色或红色，称为肉眼血尿。血尿常见于急性肾小球肾炎、输尿管结石、泌尿系统肿瘤、结核及感染等。②血红蛋白尿：尿液中含有血红蛋白，主要是由于各种原因导致大量红细胞在血管内被破坏，血红蛋白经肾脏排出形成血红蛋白尿，一般尿液呈浓茶色、酱油样色。常见于血型不合所致的溶血、恶性疟疾和阵发性睡眠性血红蛋白尿。③胆红素尿：尿液中含有胆红素。一般尿液呈深黄色或黄褐色，振荡尿液后泡沫也呈黄色。常见于阻塞性黄疸和肝细胞性黄疸。④乳糜尿：尿液中含有淋巴液，排出的尿液呈乳白色。常见于丝虫病。

（2）透明度：正常新鲜尿液清澈透明，放置后可出现微量絮状沉淀物，系黏蛋白、核蛋白、盐类及上皮细胞凝结而成。新鲜尿液发生混浊主要是尿液含有大量尿盐时，尿液冷却后可出现混浊，但加热、加酸或加碱后，尿盐溶解，尿液即可澄清。当泌尿系统感染时，尿液中含有大量脓细胞、红细胞、上皮细胞、细菌或炎性渗出物，排出的新鲜尿液即呈白色絮状混浊，此种尿液在加热、加酸或加碱后，其浑浊度不变。蛋白尿不影响尿液的透明度，但振荡时可产生较多且不易消失的泡沫。

（3）酸碱反应：正常人尿液呈弱酸性，pH 为 4.5~7.5，平均为 6。饮食的种类可影响尿液的酸碱性，如进食大量蔬菜时，尿液可呈碱性；进食大量肉类时，尿液可呈酸性。酸中毒病人的尿液可呈强酸性，严重呕吐病人的尿液可呈强碱性。

（4）比重：尿比重的高低主要取决于肾脏的浓缩功能。成人在正常情况下，尿比重波动为 1.015~1.025，一般尿比重与尿量成反比。若尿比重经常固定于 1.010 左右，提示肾功能严重障碍。

（5）气味：正常尿液气味来自尿内的挥发性酸。尿液久置后，因尿素分解产生氨，故有氨臭味；当泌尿道有感染时新鲜尿液也有氨臭味。糖尿病酮症酸中毒时，因尿液中含有丙酮，故有烂苹果气味。

（二）影响排尿因素的评估

正常情况下，个体排尿活动受意识控制，无痛苦，无障碍，但诸多因素可影响排尿的进行。

1. 疾病因素

神经系统的损伤和病变会使排尿反射的神经传导和排尿的意识控制发生障碍，出现尿失禁；肾脏的病变会使尿液的生成发生障碍，出现少尿或无尿；泌尿系统的肿瘤、结石或狭窄也可导致排尿障碍，出现尿潴留。老年男性因前列腺肥大压迫尿道，可出现排尿困难。

2. 治疗及检查

外科手术、外伤可导致失血、失液，若补液不足，机体处于脱水状态，尿量减少。手术中使用麻醉剂可干扰排尿反射，改变病人的排尿形态，导致尿潴留。因外科手术或外伤使输尿管、膀胱、尿道肌肉损伤而失去正常功能的患者，不能控制排尿，发生尿潴留或尿失禁。某些诊断性检查前要求病人禁食禁水，使体液减少而影响尿量。有些检查（如膀胱镜检查）可能造成尿道损伤、水肿与不适，导致排尿形态的改变。某些药物直接影响排尿，如利尿剂可使尿量增加，止痛剂、镇静剂影响神经传导而干扰排尿。

3. 液体和饮食摄入

如果其他影响体液的因素不变，液体的摄入量将直接影响尿量和排尿的频率。排尿量和排尿次数与液体的摄入量成正比，液体摄入多，排尿量和排尿次数均增加；反之亦然。摄入液体的种类也影响排尿，如咖啡、茶、酒类饮料，有利尿作用；有些食物的摄入也会影响排尿，如含水量多的水果、蔬菜等可增加液体摄入量，使尿量增多。摄入含盐较高的饮料或食物则会造成水钠潴留，使尿量减少。

4. 心理因素

心理因素对正常排尿有很大的影响，压力会影响会阴部肌肉和膀胱括约肌的放松或收缩，如当个体处于过度的焦虑和紧张的情形下，有时会出现尿频、尿急，有时也会抑制排尿，出现尿潴留。排尿还受暗示的影响，任何听觉、视觉或其他身体感觉的刺激均可诱发排尿，如有的人听见流水声便产生尿意。

5. 环境因素

排尿应该在隐蔽的场所进行。当个体在缺乏隐蔽的环境时，就会产生许多压力，而影响正常的排尿。

6. 个人习惯

大多数人在潜意识里会形成一些排尿时间的习惯，如早晨起床第一件事是排尿，晚上就寝前也要排空膀胱。儿童期的排尿训练对成年后的排尿形态也有影响。排尿的姿势、时间是否充裕及环境是否合适也会影响排尿的完成。

7. 气候变化

夏季炎热，身体大量出汗，体内水分减少，血浆晶体渗透压升高，可引起抗利尿激素分泌增多，促进肾脏的重吸收，导致尿液浓缩和尿量减少；冬季寒冷，身体外周血管收缩，循环血量增加，体内水分相对增加，反射性地抑制抗利尿激素的分泌，而使尿量增加。

8. 其他因素

妇女在妊娠时，可因子宫增大压迫膀胱致使排尿次数增多。在月经周期中，排尿形态也有改变。行经前，大多数妇女有液体潴留、尿量减少的现象，行经开始，尿量增加。老年人因膀胱肌肉张力减弱，出现尿频。婴儿因大脑发育不完善，其排尿由反射作用产生，不受意识控制，2~3岁后才能自我控制。

（三）异常排尿的评估

1. 多尿

指 24 小时尿量超过 2500 mL。原因：正常情况下饮用大量液体、妊娠；病理情况下多由于内分泌代谢障碍或肾小管浓缩功能不全引起。见于糖尿病、尿崩症、急性肾功能不全（多尿期）等病人。

2. 少尿

指 24 小时尿量少于 400 mL 或每小时尿量少于 17 mL。原因：发热、液体摄入过少、休克等病人体内血液循环不足。见于心脏、肾脏、肝脏功能衰竭等病人。

3. 无尿或尿闭

指 24 小时尿量少于 100 mL 或 12 小时内无尿液产生者。原因：严重休克、急性肾功能衰竭及药物中毒等。

4. 膀胱刺激征

主要表现为尿频、尿急、尿痛，三者同时出现，常见原因为膀胱及尿道感染和机械性刺激。

（1）尿频：单位时间内排尿次数增多，由膀胱炎症或机械性刺激引起，严重时几分钟排尿 1 次，每次尿量仅几毫升。

（2）尿急：病人突然有强烈尿意，不能控制需立即排尿，由于膀胱三角或后尿道的刺激，造成排尿反射活动异常强烈而引起。每次尿量很少，常与尿频同时存在。

（3）尿痛：排尿时感到尿道疼痛，可以发生在排尿初、中、末或排尿后。疼痛呈烧灼感，与膀胱、尿道或前列腺感染有关。男性多发生于尿道远端，女性发生于整个尿道。

5. 尿潴留

指尿液大量存留在膀胱内而不能自主排出。当尿潴留时，膀胱容积可增至3000~4000 mL，膀胱高度膨胀，可至脐部。病人主诉下腹胀痛，排尿困难。体检可见耻骨上膨隆，扪及囊样包块，叩诊呈实音，有压痛。产生尿潴留的常见原因如下。

（1）机械性梗阻：指参与排尿的神经及肌肉功能正常，但在膀胱颈部至尿道外口的某一部位存在梗阻性病变。①膀胱颈梗阻：如前列腺增生、肿瘤，膀胱内结石、血块，子宫肌瘤等膀胱颈邻近器官病变；②尿道梗阻：如炎症或损伤后的尿道狭窄，尿道结石、结核、肿瘤等。

（2）动力性梗阻：病人尿路不存在机械性梗阻，排尿困难是由于各种原因造成控制排尿的中枢或周围神经受损害，导致膀胱逼尿肌无力或尿道括约肌痉挛。常见的原因如下。①神经系统病变：如颅脑或脊髓肿瘤、脑炎等可引起控制排尿的周围神经损害；②手术因素：如麻醉、中枢神经手术或骨盆手术导致控制排尿的骨盆神经损伤或功能障碍；③药物作用：如抗胆碱药、抗抑郁药、抗组胺药和阿片制剂等；④精神因素等：如精神紧张、不习惯排尿环境或排尿方式等。

6. 尿失禁

指排尿失去意识控制或不受意识控制，尿液不自主地流出。根据临床表现，尿失禁一般分为 4 种类型：

（1）持续性尿失禁：即尿液持续地从膀胱或尿道瘘中流出，膀胱处于空虚状态。常见的原因为外伤、手术或先天性疾病引起的膀胱颈和尿道括约肌的损伤。多见于妇科手术、产伤所造成的膀胱阴道瘘。

（2）充溢性尿失禁：由于各种原因使膀胱排尿出口梗阻或膀胱逼尿肌失去正常张力，引起尿液潴留，膀胱过度充盈，造成尿液从尿道不断溢出。常见原因如下。①神经系统病变：如脊髓损伤早期的脊髓休克阶段、脊髓肿瘤等导致的膀胱瘫痪等；②下尿路梗阻：如前列腺增生、膀胱颈梗阻及尿道狭窄等。查体常有膀胱充盈，神经系统有脊髓病变或周围神经炎的体征，排尿后膀胱残余尿量常增加。

（3）急迫性尿失禁：由于膀胱局部炎症、出口梗阻的刺激，使病人反复地低容量不自主排尿，常伴有尿频和尿急；或由于大脑皮质对脊髓排尿中枢的抑制减弱，引起膀胱逼尿肌不自主收缩或反射亢进，使膀胱收缩不受限制。急迫性尿失禁的主要原因如下。①膀胱局部炎症或激惹致膀胱功能失调：如下尿路感染、前列腺增生症及子宫脱垂等；②中枢神经系统疾病：如脑血管意外、脑瘤及帕金森病等。

（4）压力性尿失禁：膀胱逼尿肌功能正常，但由于尿道括约肌张力减低或骨盆底部尿道周围肌肉和韧带松弛，导致尿道阻力下降，病人平时尚能控制排尿，但当腹内压突然增高（如咳嗽、喷嚏、大笑、举重等）时，使膀胱内压超过尿道阻力，少量尿液不自主地由尿道口溢出。常见于多次分娩或绝经后的妇女，因为阴道前壁和盆底支持组织张力减弱或缺失所致；也常见于根治性前列腺切除术的病人，因该手术可能会损伤尿道外括约肌，这类尿失禁多在直立体位时发生。

三、排尿异常的护理

（一）尿潴留病人的护理

1. 提供隐蔽的排尿环境

关闭门窗，屏风遮挡，请无关人员回避；适当调整治疗和护理时间，使病人安心排尿。

2. 调整体位和姿势

酌情协助卧床病人取适当体位，如扶卧床病人略抬高上身或坐起，尽可能使病人以习惯姿势排尿。对需绝对卧床休息或某些手术病人，应事先有计划地训练床上排尿，以免因不适应排尿姿势的改变而导致尿潴留。

3. 诱导排尿

利用条件反射如听流水声或用温水冲洗会阴诱导排尿；亦可采

用针刺中极、曲骨、三阴交穴或艾灸关元、中极穴等方法，刺激排尿。

4. 热敷、按摩

热敷、按摩可放松肌肉，促进排尿。如果病人病情允许，可用手按压膀胱协助排尿。切记不可强力按压，以防膀胱破裂。

5. 心理护理

与病人加强沟通，建立良好护患关系；及时发现病人心理变化，安慰病人，消除其焦虑和紧张情绪。

6. 健康教育

讲解尿潴留有关知识，指导病人养成定时排尿的习惯。

(二) 尿失禁病人的护理

1. 皮肤护理

注意保持皮肤清洁干燥；床上铺橡胶单和中单，也可使用尿垫或一次性纸尿裤；经常用温水清洗会阴部皮肤，勤换衣裤、床单、尿垫；根据皮肤情况，定时按摩受压部位，防止压疮的发生。

2. 外部引流

必要时应用接尿装置引流尿液。女性病人可用女式尿壶紧贴外阴部接取尿液；男性病人可用尿壶接尿，也可用阴茎套连接集尿袋，接取尿液，但此方法不宜长时间使用，每天要定时取下阴茎套和尿壶，清洗会阴部和阴茎，并将局部暴露于空气中。

3. 重建正常的排尿功能

（1）如病情允许，指导病人每日白天摄入液体 2000~3000 mL。因多饮水可以促进排尿反射，还可预防泌尿系统的感染。入睡前限制饮水，减少夜间尿量，以免影响病人休息。

（2）观察排尿反应，定时使用便器，建立规则的排尿习惯，刚开始时每 1~2 小时使用便器 1 次，以后间隔时间可以逐渐延长，以促进排尿功能的恢复。使用便器时，用手按压膀胱，协助排尿，注意用力要适度。

（3）指导病人进行骨盆底部肌肉的锻炼，以增强控制排尿的能力。具体方法是病人取立、坐或卧位，试做排尿（排便）动作，先慢慢收紧盆底肌肉，再缓缓放松，每次 10 秒左右，连续 10 次，每日进行数次。以不觉疲乏为宜。

4. 长期尿失禁

对长期尿失禁的病人，可行导尿术留置导尿，避免尿液浸渍皮肤，发生皮肤破溃。根据病人的情况定时夹闭和引流尿液，锻炼膀胱壁肌肉张力，重建膀胱储存尿液的功能。

5. 心理护理

无论什么原因引起的尿失禁，都会给病人造成很大的心理压力，如精神苦闷、忧郁、丧失自尊等。他们期望得到他人的理解和帮助，同时尿失禁也给病人的生活带来许多不便。医务人员应尊重和理解病人，给予其安慰、开导和鼓励，使其树立恢复健康的信心，积极配合治疗和护理。

四、与排尿有关的护理技术

（一）导尿术

导尿术是指在严格无菌操作下，用导尿管经尿道插入膀胱引流尿液的方法。导尿技术易引起医源性感染，如在导尿过程中因操作不当造成膀胱、尿道黏膜的损伤；使用的导尿物品被污染；操作过程中违反无菌原则等均可导致泌尿系统的感染。因此为病人导尿时必须严格遵守无菌技术操作原则及操作规程。

1. 目的

（1）为尿潴留病人引流出尿液，以减轻痛苦。

（2）协助临床诊断如留取未受污染的尿标本作细菌培养；测量膀胱容量、压力及检查残余尿液；进行尿道或膀胱造影等。

（3）为膀胱肿瘤病人进行膀胱化疗。

2. 操作前准备

（1）评估病人并解释

①评估：病人的年龄、病情、临床诊断、导尿的目的、意识状态、生命体征、合作程度、心理状况、生活自理能力、膀胱充盈度、会阴部皮肤黏膜情况及清洁度。

②解释：向病人及家属解释有关导尿术的目的、方法、注意事项和配合要点。根据病人的自理能力，嘱其清洁外阴。

（2）病人准备

①病人和家属了解导尿的目的、意义、过程、注意事项及配合操作的要点。

②清洁外阴，做好导尿的准备。若病人无自理能力，应协助其进行外阴清洁。

（3）环境准备

酌情关闭门窗，围帘或屏风遮挡病人；保持合适的室温；光线充足或有足够的照明。

（4）护士准备

着装整洁，修剪指甲，洗手，戴口罩。

（5）用物准备

①治疗车上层：一次性导尿包（为生产厂商提供的灭菌导尿用物包，包括初步消毒、再次消毒和导尿用物。初步消毒用物有：小方盘，内盛数个消毒液棉球袋，镊子，纱布，手套。再次消毒及导尿用物有：手套，孔巾，弯盘，气囊导尿管，内盛 4 个消毒液棉球袋，镊子 2 把，自带无菌液体的 10 mL 注射器，润滑油棉球袋，标本瓶，纱布，集尿袋，方盘，外包治疗巾）、手消毒液、弯盘，一次性垫巾或小橡胶单和治疗巾 1 套，浴巾。

导尿管的种类：一般分为单腔导尿管（用于一次性导尿）、双腔导尿管（用于留置导尿）、三腔导尿管（用于膀胱冲洗或向膀胱内滴药）3 种。其中双腔导尿管和三腔导尿管均有一个气囊，以达到将尿管头端固定在膀胱内防止脱落的目的。根据病人情况选择大小合适的导尿管。

②治疗车下层：生活垃圾桶、医疗垃圾桶。

③其他：根据环境情况酌情准备屏风。

3. 注意事项

（1）严格执行查对制度和无菌技术操作原则。

（2）在操作过程中注意保护病人的隐私，并采取适当的保暖措施，防止病人着凉。

（3）对膀胱高度膨胀且极度虚弱的病人，第一次放尿不得超过1000 mL。大量放尿可使腹腔内压急剧下降，血液大量滞留在腹腔内，导致血压下降而虚脱；另外膀胱内压突然降低，还可导致膀胱黏膜急剧充血，发生血尿。

（4）老年女性尿道口回缩，插管时应仔细观察、辨认，避免误入阴道。

（5）为女病人插尿管时，如导尿管误入阴道，应更换无菌导尿管，然后重新插管。

（6）为避免损伤和导致泌尿系统的感染，必须掌握男性和女性尿道的解剖特点。

4. 健康教育

（1）向病人讲解导尿的目的和意义。

（2）教会病人如何配合操作，减少污染。

（3）介绍相关疾病的知识。

（二）留置导尿管术

留置导尿管术是在导尿后，将导尿管保留在膀胱内，引流尿液的方法。

1. 目的

（1）抢救危重、休克病人时正确记录每小时尿量、测量尿比重，以密切观察病人的病情变化。

（2）为盆腔手术排空膀胱，使膀胱持续保持空虚状态，避免术中误伤。

（3）某些泌尿系统疾病手术后留置导尿管，便于引流和冲洗，并减轻手术切口的张力，促进切口的愈合。

（4）为尿失禁或会阴部有伤口的病人引流尿液，保持会阴部的清洁干燥。

（5）为尿失禁病人行膀胱功能训练。

2. 操作前准备

（1）评估病人并解释

①评估：病人的年龄、病情、临床诊断、导尿的目的、意识状态、生命体征、合作程度、心理状况、生活自理能力、膀胱充盈度及会阴部皮肤黏膜情况。

②解释：向病人及家属解释留置导尿的目的、方法、注意事项和配合要点。

（2）病人准备

①病人及家属了解留置导尿的目的、过程和注意事项，学会在活动时防止导尿管脱落的方法等，如病人不能配合时，请他人协助，使病人维持适当的姿势。

②清洁外阴，做好导尿的准备。

（3）环境准备

同导尿术。

（4）护士准备

着装整洁，修剪指甲，洗手，戴口罩。

（5）用物准备

同导尿术。

3. 注意事项

（1）同导尿术。

（2）气囊导尿管固定时要注意不能过度牵拉尿管，以防膨胀的气囊卡在尿道内口，压迫膀胱壁或尿道，导致黏膜组织出现损伤。

4. 健康教育

（1）向病人及家属解释留置导尿的目的和护理方法，并鼓励其主动参与护理。

（2）向病人及家属说明摄取足够的水分和进行适当的活动对预防泌尿道感染的重要性，说明每天尿量应维持在 2000 mL 以上，可达到自然冲洗尿道的作用，减少尿道感染的机会，同时也可预防尿结石的形成。

（3）注意保持引流通畅，避免因导尿管受压、扭曲、堵塞等导致泌尿系统的感染。

（4）在离床活动时，应将导尿管远端固定在大腿上，以防导尿管脱出。集尿袋不得超过膀胱高度并避免挤压，防止尿液反流，导致感染的发生。

5. 留置导尿管病人的护理

（1）防止泌尿系统逆行感染的措施。

①保持尿道口清洁：女病人用消毒棉球擦拭尿道口及外阴，男病人擦拭尿道口、龟头及包皮，每天 1~2 次。排便后及时清洗肛门及会阴部皮肤。

②集尿袋的更换：注意观察并及时排空集尿袋内尿液，并记录尿量。通常每周更换集尿袋 1~2 次，若有尿液性状、颜色改变，需及时更换。

③尿管的更换：定期更换导尿管，尿管的更换频率通常根据导尿管的材质决定，一般为 1~4 周更换 1 次。

（2）留置尿管期间，若病情允许，应鼓励病人每日摄入 2000 mL 以上水分（包括口服和静脉输液等），达到冲洗尿道的目的。

（3）训练膀胱反射功能，可采用间歇性夹管方式。夹闭导尿管，每 3~4 小时开放 1 次，使膀胱定时充盈和排空，促进膀胱功能的恢复。

（4）注意病人的主诉并观察尿液情况，发现尿液混浊、沉淀、有结晶时，应及时处理，每周检查尿常规 1 次。

（三）膀胱冲洗

膀胱冲洗是利用三通的导尿管，将无菌溶液灌入到膀胱内，再用虹吸原理将灌入的液体引流出来的方法。

1. 目的

（1）对留置导尿的病人，保持尿液引流通畅。

（2）清洁膀胱清除膀胱内的血凝块、黏液及细菌等，预防感染。

（3）治疗某些膀胱疾病，如膀胱炎，膀胱肿瘤。

2. 操作前准备

（1）评估病人并解释

①评估：病人的年龄、病情、临床诊断、膀胱冲洗的目的、意识状态、生命体征、合作程度和心理状况。

②解释：向病人及家属解释有关膀胱冲洗的目的、方法、注意事项和配合要点。

（2）病人准备

病人及家属了解膀胱冲洗的目的、过程和注意事项，学会在操作时如何配合。

（3）环境准备

酌情屏风遮挡。

（4）护士准备

着装整洁，修剪指甲，洗手，戴口罩。

（5）用物准备（密闭式膀胱冲洗术）

①治疗车上层：按导尿术准备的导尿用物，遵医嘱准备的冲洗液，无菌膀胱冲洗器1套，消毒液，无菌棉签，医嘱执行本，手消毒液。

②治疗车下层：便盆及便盆巾，生活垃圾桶、医用垃圾桶。

③其他：根据医嘱准备的药液，常用冲洗溶液有生理盐水、0.02%呋喃西林溶液等。灌入溶液的温度为38~40℃。

3. 注意事项

（1）严格执行无菌技术操作。

（2）避免用力回抽造成黏膜损伤。若引流的液体少于灌入的液体量，应考虑是否有血块或脓液阻塞，可增加冲洗次数或更换导尿管。

（3）冲洗时嘱病人深呼吸，尽量放松，以减少疼痛。若病人出现腹痛、腹胀、膀胱剧烈收缩等情形，应暂停冲洗。

（4）冲洗后如出血较多或血压下降，应立即报告医生给予处理，并注意准确记录冲洗液量及性状。

4. 健康教育

（1）向病人及家属解释膀胱冲洗的目的和护理方法，并鼓励其主动配合。

（2）向病人说明摄取足够水分的重要性，每天饮水量应维持在2000 mL 左右，以产生足够的尿量冲洗尿路，达到预防感染发生的目的。

第二节　排便护理

通常情况下，粪便的性质与形状可以反映整个消化系统的功能状况。因此护士通过对病人排便活动及粪便的观察，可以及早发现和鉴别消化道疾患，有助于诊断和选择适宜的治疗、护理措施。

一、与排便有关的解剖与生理

（一）大肠的解剖

人体参与排便运动的主要器官是大肠。大肠全长 1.5 m，起自回肠末端，止于肛门，分盲肠、结肠、直肠和肛管 4 个部分。

1. 盲肠

盲肠为大肠与小肠的衔接部分，其内有回盲瓣，起括约肌的作用，既可控制回肠内容物进入盲肠的速度，又可防止大肠内容物逆流。

2. 结肠

结肠分升结肠、横结肠、降结肠和乙状结肠，围绕在小肠周围。

3. 直肠

直肠全长约 16 cm，从矢状面上看，有两个弯曲，骶曲和会阴曲。会阴曲是直肠绕过尾骨尖形成的凸向前方的弯曲，骶曲是直肠在骶尾骨前面下降形成的凸向后方的弯曲。

4. 肛管

肛管上续直肠下止于肛门，长约 4 cm，为肛门内外括约肌包绕。肛门内括约肌为平滑肌，有协助排便的作用；肛门外括约肌为骨骼肌，是控制排便的重要肌束。

（二）大肠的生理功能

（1）吸收水分、电解质和维生素。

（2）形成粪便并排出体外。

（3）利用肠内细菌制造维生素。

（三）大肠的运动

大肠的运动少而慢，对刺激的反应也较迟缓。这些特点符合大肠的生理功能。大肠的运动形式主要如下。

1. 袋状往返运动

这是空腹时最常见的一种运动形式，主要是由环行肌无规律的收缩引起，使结肠袋中内容物向前后两个方向作短距离移动，并不向前推进。

2. 分节或多袋推进运动

它是进食后较多见的一种运动形式，由一个结肠袋或一段结肠收缩推移肠内容物至下一结肠段。

3. 蠕动

蠕动是一种推进运动，由一些稳定的收缩波组成，波前面的肌肉舒张，波后面的肌肉则保持收缩状态，使肠管闭合排空。蠕动对肠道排泄起重要作用。

4. 集团蠕动

集团蠕动是一种行进很快，向前推进距离很长的强烈蠕动。起源于横结肠，强烈的蠕动波可将肠内容物从横结肠推至乙状结肠和直肠。此蠕动每天发生 3~4 次，最常发生在早餐后的 60 分钟内。它由两种反射刺激引起：胃-结肠反射和十二指肠-结肠反射。当食物进入胃、十二指肠后，通过内在神经丛的传递，反射性地引起结肠的集团蠕动而推动大肠内容物至乙状结肠和直肠，引发排便反射。胃-结肠反射和十二指肠-结肠反射对于肠道排泄有重要的意义，可利用此反射来训练排便习惯。

（四）排便

从大肠排出废物的过程称为排便。

正常人的直肠腔内除排便前和排便时通常无粪便。当肠蠕动将粪便推入直肠时，刺激直肠壁内的感受器，其兴奋冲动经盆神经和腹下神经传至脊髓腰骶段的初级排便中枢，同时上传到大脑皮层，引起便意和排便反射。如果环境许可，皮层发出下行冲动到脊髓初级排便中枢，通过盆神经传出冲动，使降结肠、乙状结肠和直肠收缩，肛门内括约肌不自主地舒张。同时，阴部神经冲动减少，肛提肌收缩，肛门外括约肌舒张。此外，由于支配腹肌和膈肌的神经兴奋，腹肌、膈肌收缩，腹内压增加，共同促进粪便排出体外。

排便活动受大脑皮层的控制，意识可以促进或抑制排便。个体经过一段时间的排便训练后，便可以自主地控制排便。正常人的直肠对粪便的压力刺激有一定的阈值，达到此阈值时即可产生便意。如果个体经常有意识遏制便意，便会使直肠渐渐失去对粪便压力刺激的敏感性，加之粪便在大肠内停留过久，水分被吸收过多而干结，造成排便困难，这是产生便秘最常见的原因之一。

二、排便的评估

（一）排便的评估内容

1. 排便次数

排便是人体的基本生理需要，排便次数因人而异。一般成人每天排便 1~3 次，婴幼儿每天排便 3~5 次。每天排便超过 3 次（成人）或每周少于 3 次，应视为排便异常，如腹泻、便秘。

2. 排便量

每日排便量与膳食的种类、数量、摄入的液体量、大便次数及消化器官的功能有关。正常成人每天排便量 100~300 g。进食低纤维、高蛋白质等精细食物者的粪便量少而细腻；进食大量蔬菜、水果等粗粮者的粪便量较多。当消化器官功能紊乱时，也会出现排便量的改变如肠道梗阻、腹泻等。

3. 粪便的性状

（1）形状与软硬度：正常人的粪便为成形软便不粘连。便秘时粪便坚硬，呈栗子样；消化不良或急性肠炎时可为稀便或水样便；肠道部分梗阻或直肠狭窄，粪便常呈扁条形或带状。

（2）颜色：正常成人的粪便颜色呈黄褐色或棕黄色，婴儿的粪便呈黄色或金黄色。因摄入食物或药物种类的不同，粪便颜色会发生变化，如食用大量绿叶蔬菜，粪便可呈暗绿色；摄入动物血或铁制剂，粪便可呈无光样黑色。如果粪便颜色改变与上述情况无关，表示消化系统有病理变化存在。例如，柏油样便提示上消化道出血；白陶土色便提示胆道梗阻；暗红色血便提示下消化道出血；果酱样便见于肠套叠、阿米巴痢疾；粪便表面粘有鲜红色血液见于痔疮或肛裂。

（3）内容物：粪便内容物主要为食物残渣、脱落的大量肠上皮细胞、细菌以及机体代谢后的废物，如胆色素衍生物和钙、镁、汞等盐类。粪便中混入少量黏液，肉眼不易查见。当消化道有感染或出血时粪便中可混有血液、脓液或肉眼可见的黏液。肠道寄生虫感染病人的粪便中可检出蛔虫、蛲虫、绦虫节片等。

（4）气味：正常时粪便气味因膳食种类而异，强度由腐败菌的活动性及动物蛋白质的量而定。肉食者味重，素食者味轻。严重腹泻病人因未消化的蛋白质与腐败菌作用，粪便呈碱性反应，气味极恶臭；下消化道溃疡、恶性肿瘤病人粪便呈腐败臭；上消化道出血的柏油样粪便呈腥臭味；消化不良、乳儿因糖类未充分消化或吸收脂肪酸产生气体，粪便呈酸性反应，气味为酸败臭。

（二）影响排便因素的评估

生理、心理、社会文化、饮食与活动、病理等因素均可影响排便，护士要完整地收集资料，作出正确的评估，并提供合理有效的护理措施，以满足病人排便的需要。

1. 生理因素

（1）年龄：年龄可影响人对排便的控制。2~3 岁以下的婴幼儿，神经肌肉系统发育不全，不能控制排便。老年人随年龄增加，腹壁肌肉张力下降，胃肠蠕动减慢，肛门括约肌松弛等导致肠道控制能力下降而出现排便功能的异常。

（2）个人排泄习惯：在日常生活中，许多人都有自己固定的排便时间；使用某种固定的便具。当这些生活习惯由于环境的改变无法维持时，就可能影响正常排便。

2. 心理因素

心理因素是影响排便的重要因素。精神抑郁时，身体活动减少，肠蠕动减少可导致便秘；而情绪紧张、焦虑可导致迷走神经兴奋，肠蠕动增加而引起吸收不良、腹泻。

3. 社会文化因素

社会的文化教育影响个人的排便观念和习惯。在现代社会，排便是个人隐私的观念已被大多数社会文化所接受。当个体因排便问题需要医务人员帮助而丧失隐私时，个体就可能压抑排便的需要而造成排便功能异常。

4. 饮食与活动

（1）食物与液体摄入：均衡饮食与足量的液体摄入是维持正常排便的重要条件。富含纤维的食物可提供必要的粪便容积，加速食糜通过肠道，减少水分在大肠内的再吸收，使大便柔软而易于排出。每日摄入足量液体，可以液化肠内容物，使食物能顺利通过肠道。当摄食量过少、食物中缺少纤维或水分不足时，无法产生足够的粪便容积和液化食糜，食糜通过回肠速度减慢、时间延长，水分的再吸收增加，导致粪便变硬、排便减少而发生便秘。

（2）活动：活动可维持肌肉的张力，刺激肠道蠕动，有助于维持正常的排便功能。各种原因所致长期卧床、缺乏活动的病人，可因肌肉张力减退而导致排便困难。

5. 与疾病有关的因素

（1）疾病：肠道本身的疾病或身体其他系统的病变均可影响正常排便，如大肠癌、结肠炎可使排便次数增加；脊髓损伤、脑卒中等可致排便失禁。

（2）药物：有些药物能治疗或预防便秘和腹泻，如缓泻药可刺激肠蠕动，减少肠道水分吸收，促使排便；但是如果药物剂量掌握不正确，可能会导致相反的结果。有些药物则可能干扰排便的正常形态，如长时间服用抗生素，可抑制肠道正常菌群生长而导致腹泻；麻醉剂或止痛药，可使肠运动能力减弱而导致便秘。

（3）治疗和检查：某些治疗和检查会影响个体的排便活动，例如腹部、肛门部位手术，会因为肠壁肌肉的暂时麻痹或伤口疼痛而造成排便困难；胃肠 X 线检查常需灌肠或服用钡剂，也可影响排便。

（三）异常排便的评估

1. 便秘

便秘指正常的排便形态改变，排便次数减少，排出过干过硬的粪便，且排便不畅、困难或常有排便不尽感。

（1）原因：某些器质性病变；排便习惯不良；中枢神经系统功能障碍；排便时间或活动受限制；强烈的情绪反应；各类直肠肛门手术；某些药物的不合理使用；饮食结构不合理，饮水量不足；滥用缓泻剂、栓剂、灌肠；长期卧床或活动减少等，以上原因均可抑制肠道功能而导致便秘的发生。

（2）症状和体征：腹胀、腹痛、食欲不佳、消化不良、乏力、舌苔变厚、头痛等。另外，便秘者粪便干硬，触诊腹部较硬实且紧张，有时可触及包块，肛诊可触及粪块。

2. 粪便嵌塞

粪便嵌塞指粪便持久滞留堆积在直肠内，坚硬不能排出，常发生于慢性便秘的病人。

（1）原因：便秘未能及时解除，粪便滞留在直肠内，水分被持续吸收而乙状结肠排下的粪便又不断加入，最终使粪块变得又大又硬不能排出，发生粪便嵌塞。

（2）症状和体征：病人有排便冲动，腹部胀痛、直肠肛门疼痛，肛门处有少量液化的粪便渗出，但不能排出粪便。

3. 腹泻

腹泻指正常排便形态改变，频繁排出松散稀薄的粪便，甚至水样便。腹泻时肠蠕动增加，肠黏膜吸收水分功能发生障碍，胃肠内容物迅速通过胃肠道，水分不能在肠道内被及时地吸收，又因肠黏膜受刺激，肠液分泌增加，进一步增加了粪便的水分。因此，当粪便到达直肠时仍然呈液体状态，并排出体外，形成腹泻。短时的腹泻可以帮助机体排出刺激物质和有害物质，是一种保护性反应。但是，持续严重的腹泻，可使机体内的大量水分和胃肠液丧失，导致水、电解质和酸碱平衡紊乱。长期腹泻者还会因机体无法吸收营养物质而导致营养不良。

（1）原因：饮食不当或使用泻剂不当；情绪紧张焦虑；消化系统发育不成熟；胃肠道疾患；某些内分泌疾病如甲亢等均可导致肠蠕动增加，发生腹泻。

（2）症状和体征：腹痛、肠痉挛、疲乏、恶心、呕吐、肠鸣、有急于排便的需要和难以控制的感觉。粪便松散或呈液体样。

4. 排便失禁

排便失禁指肛门括约肌不受意识的控制而不自主地排便。

（1）原因：神经肌肉系统的病变或损伤如瘫痪；胃肠道疾患；精神障碍、情绪失调等。

（2）症状和体征：病人不自主地排出粪便。

5. 肠胀气

肠胀气指胃肠道内有过量气体积聚，不能排出。一般情况下，胃肠道内的气体只有 150 mL 左右。胃内的气体可通过口腔嗝出，肠道内的气体部分在小肠被吸收，其余的可通过肛门排出，不会产生不适。

（1）原因：食入过多产气性食物；吞入大量空气；肠蠕动减少；肠道梗阻及肠道手术后。

（2）症状和体征：病人表现为腹部膨隆，叩诊呈鼓音、腹胀、痉挛性疼痛、呃逆、肛门排气过多。当肠胀气压迫膈肌和胸腔时，可出现气急和呼吸困难。

三、排便异常的护理

（一）便秘病人的护理

1. 提供适当的排便环境

为病人提供单独隐蔽的环境及充裕的排便时间。如拉上围帘或用屏风遮挡，避开查房、治疗护理和进餐时间，以消除紧张情绪，保持心情舒畅，利于排便。

2. 选取适宜的排便姿势

床上使用便盆时，除非有特别禁忌，最好采取坐姿或抬高床头，利用重力作用增加腹内压，促进排便。病情允许时让病人下床上厕所排便。对手术病人，在手术前应有计划地训练其在床上使用便盆。

3. 腹部环形按摩

排便时用手沿结肠解剖位置自右向左环行按摩，可促使降结肠的内容物向下移动，并可增加腹内压，促进排便。指端轻压肛门后端也可促进排便。

4. 遵医嘱给予口服缓泻药物

缓泻剂可使粪便中的水分含量增加，加快肠蠕动，加速肠内容物的运行，而起到导泻的作用，但使用缓泻剂时应根据病人的特点及病情选用。对于老年人、儿童应选择作用缓和的泻剂，慢性便秘的病人可选用蓖麻油、番泻叶、酚酞（果导）、大黄等接触性泻剂。

使用缓泻剂可暂时解除便秘，但长期使用或滥用又常成为慢性便秘的主要原因。其机制是服用缓泻剂后结肠内容物被彻底排空，随后几天无足量粪便刺激不能正常排便，没有排便又再次使用缓泻剂，如此反复，其结果使结肠的正常排便反射失去作用，反射减少造成结肠扩张弛缓，这样结肠就只对缓泻剂、栓剂、灌肠等强烈刺激做出反应，产生对缓泻剂的生理依赖，失去正常排便的功能，导致慢性便秘。

5. 使用简易通便剂

常用的有开塞露、甘油栓等，这类药物的作用机制是软化粪便，润滑肠壁，刺激肠蠕动促进排便。

6. 灌肠

以上方法均无效时，遵医嘱给予灌肠。

7. 健康教育

帮助病人及家属正确认识维持正常排便习惯的意义和获得有关排便的知识。健康教育的内容主要如下。

（1）帮助病人重建正常的排便习惯：指导病人选择一个适合自身排便的时间，理想的排便时间是晨起或餐后两小时内，每天固定时间排便，即使无便意，亦可稍等，以形成条件反射；排便时应全心全意，不宜分散注意力，如看手机、看书等；不随意使用缓泻剂及灌肠等方法。

（2）合理安排膳食：多摄取可促进排便的食物和饮料。多食蔬菜、水果、豆类、粗粮等高纤维食物如芹菜、香蕉等；少食辛辣刺激食物；多饮水，病情允许时每日液体摄入量应不少于2000 mL，尤其是每日晨起或餐前饮一杯温开水，可促进肠蠕动，刺激排便反射；可食用一些具有润肠通便作用的食物，如黑芝麻、蜂蜜、香蕉、梅子汁等。

（3）鼓励病人适当运动：鼓励病人参加力所能及的运动，按个人需要拟订规律的活动计划并协助病人进行，如散步、做操、打太极拳等或每日双手按摩腹部，以肚脐为中心顺时针方向转圈按摩腹部，力度适中，每次不少于30圈，以增强胃肠蠕动能力。对长期卧床病人应勤翻身，并进行环形按摩腹部或热敷。此外，还应指导病人进行增强腹肌和盆底部肌肉的运动，以增加肠蠕动和肌张力，促进排便。

（二）粪便嵌塞病人的护理

1. 润肠

早期可使用栓剂、口服缓泻剂来润肠通便。

2. 灌肠

必要时先行油类保留灌肠，2~3小时后再做清洁灌肠。

3. 人工取便

通常在清洁灌肠无效后按医嘱执行。具体方法为：术者戴上手套，将涂润滑剂的示指慢慢插入病人直肠内，触到硬物时注意大小、硬度，然后机械地破碎粪块，一块一块地取出。操作时应注意动作轻柔，避免损伤直肠黏膜。用人工取便易刺激迷走神经，故心脏病、脊椎受损者需慎重使用。操作中如病人出现心悸、头昏，需立刻停止。

4. 健康教育

向病人及家属讲解有关排便的知识，建立合理的膳食结构。协助病人建立并维持正常的排便习惯，防止便秘的发生。

（三）腹泻病人的护理

1. 去除原因

如肠道感染者，应遵医嘱给予抗生素治疗。

2. 卧床休息，减少肠蠕动，注意腹部保暖

对不能自理的病人应及时给予便盆，消除焦虑不安的情绪，使之达到身心充分休息的目的。

3. 膳食调理

鼓励病人饮水，少量多次，可酌情给予淡盐水，饮食以清淡的流质或半流质食物为宜，避免进食油腻、辛辣、高纤维食物。严重腹泻时可暂禁食。

4. 防治水和电解质紊乱

按医嘱给予止泻剂、口服补盐液或静脉输液。

5. 维持皮肤完整性

婴幼儿、老年人、身体衰弱者，每次便后用软纸轻擦肛门，温水清洗，并在肛门周围涂油膏以保护局部皮肤。

6. 密切观察病情

记录排便的性质、次数、量等，注意有无脱水指征，必要时留取标本送检。病情危重者，注意生命体征变化，如疑为传染病则按肠道隔离原则对其进行护理。

7. 心理支持

因粪便异味及沾污的衣裤、床单、被套、便盆均会给病人带来不适，因此要协助病人更换衣裤、床单、被套和清洗沐浴，使病人感到舒适。便盆清洗干净后，置于易取处，以便病人取用。

8. 健康教育

向病人讲解有关腹泻的知识，指导病人注意饮食卫生，家居卫生，养成良好的卫生习惯。

（四）排便失禁病人的护理

1. 心理护理

排便失禁的病人心情紧张而窘迫，常感到自卑和忧郁，期望得到理解和帮助。护士应尊重和理解病人，给予心理安慰与支持，帮助其树立信心，配合治疗和护理。

2. 保护皮肤

床上铺橡胶（或塑料）单和中单或一次性尿布，每次便后用温水洗净肛门周围及臀部皮肤，保持皮肤清洁干燥。必要时，肛门周围涂抹软膏以保护皮肤，避免破损感染。注意观察骶尾部皮肤变化，定时按摩受压部位，预防压疮。

3. 帮助病人重建控制排便的能力

了解病人排便时间，掌握排便规律，定时给予便盆，促使病人按时自己排便；与医生协调定时应用导泻栓剂或灌肠，以刺激定时排便；教会病人进行肛门括约肌及盆底部肌肉收缩锻炼。

4. 保证液体摄入量

如无禁忌，保证病人每天摄入足量的液体。

5. 定时通风

保持床褥、衣服清洁，室内空气清新，及时更换污湿的衣裤被单，定时开窗通风，除去不良气味。

（五）肠胀气病人的护理

（1）指导病人养成良好的饮食习惯（细嚼慢咽）。

（2）去除引起肠胀气的原因，如勿食产气食物和饮料，积极治疗肠道疾患等。

（3）鼓励病人适当活动。协助病人下床活动如散步，卧床病人可做床上活动或变换体位，以促进肠蠕动，减轻肠胀气。

（4）轻微胀气时，可行腹部热敷或腹部按摩、针刺疗法；严重胀气时，遵医嘱给予药物治疗或行肛管排气。

四、与排便有关的护理技术

（一）口服溶液清洁肠道法

1. 电解质等渗溶液清洁肠道法

电解质等渗清肠口服液口服后几乎不吸收，不分解，有效增加肠道体液成分，从而软化粪便，刺激肠蠕动，加速排便，达到清洗肠道的目的。这种方法适用于直肠、结肠检查和手术前肠道准备，常用溶液有复方聚乙二醇电解质散等。复方聚乙二醇电解质散主要成分为聚乙二醇4000、氯化钠、氯化钾、无水硫酸钠、碳酸氢钠。

（1）配制方法（每1000 mL）：取药品1盒（内含A、B、C各1小包），将盒内各包药粉一并倒入带有刻度的杯（瓶）中，加温开水至1000 mL，搅拌使完全溶解。

（2）服用方法。①大肠手术前：病人手术前日午餐后禁食（可以饮水），午餐3小时后开始给药。②大肠内镜检查前：检查当日给药，当日早餐禁食（可以饮水），预定检查时间4小时前给药；检查前日给药，前日晚餐后禁食（可以饮水），晚餐后1小时给药，病人前日的早餐、午餐应食残渣少的食物，晚餐进流质饮食。

（3）用量：3000~4000 mL，首次服用600~1000 mL，每隔10~15分钟服用1次，每次250 mL，直至服完或直至排出水样清便，总给药量不能超过 4 L。

（4）观察：口服清洁肠道溶液后护士应观察病人的一般情况，具体如下。①粪便性质是先为软便，后为水样便，待排出液为清水样时即说明已达到清洁肠道的目的。②服药后症状为服药后约 1 小时，肠道蠕动加快，部分病人会出现恶心、腹胀，若症状严重，可加大间隔时间或暂停给药，直至症状消失后再恢复用药，如出现腹痛、休克、过敏样症状等副作用，应停止服药，立即接受治疗。③排便后感觉为无腹痛，无直肠下坠感，如口服溶液清洁肠道效果差，应在术前晚、术日晨清洁灌肠。护理人员应及时记录观察到的患者情况。

2. 高渗溶液清洁肠道法

高渗溶液进入肠道后在肠道内形成高渗环境，使肠道内水分大量增加，从而软化粪便，刺激肠蠕动，加速排便，达到清洁肠道的目的。适用于直肠、结肠检查和手术前肠道准备，常用溶液有甘露醇、硫酸镁。

（1）甘露醇法：病人术前 3 天进半流质饮食，术前 1 天进流质饮食，术前一天 14：00~16：00 口服甘露醇溶液 1500 mL（20%甘露醇 500 mL+5%葡萄糖 1000 mL 混匀）。一般服用后 15~20 分钟即反复自行排便。

（2）硫酸镁法：病人术前 3 天进半流质饮食，每晚口服 50%硫酸镁 10~30 mL。术前 1 天进流质饮食，术前 1 天 14：00~16：00，口服 25%硫酸镁 200 mL（50%硫酸镁 100 mL+5%葡萄糖盐水 100 mL）后再口服温开水 1000 mL，一般服后 15~30 分钟即可反复自行排便，2~3 小时内可排便 2~5 次。

（二）简易通便法

通过简便经济而有效的措施，帮助病人解除便秘，适用于体弱、老年人和久病卧床便秘者。常用方法如下。

1. 开塞露法

开塞露是用甘油或山梨醇制成，装在塑料容器内。使用时将封口端剪去，先挤出少许液体润滑开口处。病人取左侧卧位，放松肛门外括约肌；护士将开塞露的前端轻轻插入肛门后将药液全部挤入直肠内，嘱病人保留 5~10 分钟后排便。

2. 甘油栓法

甘油栓是用甘油和明胶制成的栓剂。操作时，护士戴手套，一手捏住甘油栓底部，轻轻插入肛门至直肠内，抵住肛门处轻轻按摩，嘱病人保留 5~10 分钟后排便。

（三）灌肠法

灌肠法是将一定量的液体由肛门经直肠灌入结肠，以帮助病人清洁肠道、排便、排气或由肠道供给药物或营养，达到确定诊断和治疗目的的方法。

根据灌肠的目的可分为保留灌肠和不保留灌肠；根据灌入的液

体量又可将不保留灌肠分为大量不保留灌肠和小量不保留灌肠。例如，为了达到清洁肠道的目的，而反复使用大量不保留灌肠，则为清洁灌肠。

第六章　护理给药

药物在预防、诊断和治疗疾病过程中起着重要的作用。给药即药物治疗，是临床最常用的一种治疗方法。在临床护理工作中，护士是各种药物治疗的实施者，也是用药过程的监护者。为了合理、准确、安全、有效地给药，护士必须了解相关的药理学知识，熟练掌握正确的给药方法和技术，正确评估病人用药后的疗效与反应，指导病人合理用药，使药物治疗达到最佳效果。

第一节　给药的基本知识

护士在给药的过程中，不仅要熟悉药物的药理学知识，还必须掌握药物的领取与保管方法、给药的时间和途径等，严格遵守给药原则，根据病人的具体情况，对病人进行全面、安全的给药护理，以达到药物治疗的最佳效果。

一、药物的种类、领取和保管

（一）药物的种类

常用药物的种类依据给药的途径不同可分为以下 3 种。

1. 内服药

分为固体剂型和液体剂型，固体剂型包括片剂、丸剂、散剂、胶囊等；液体剂型包括口服液、酊剂和合剂等。

2. 外用药

包括膏剂、擦剂、洗剂、滴剂、粉剂、栓剂、膜剂等。

3. 注射药

包括水溶液、油溶液、混悬液、粉末针剂等。

（二）药物的领取

药物的领取必须凭医生的处方进行。通常，门诊病人按医生处方在门诊药房自行领取；住院病人药物的领取方法各医院的规定不一，大致包括如下两种。

1. 病区

病区内设有药柜，备有一定数量的常用药物，由专人负责管理，按期进行领取和补充；病人使用的贵重药物和特殊药物凭医生的处方领取；剧毒药和麻醉药（如吗啡、盐酸哌替啶等），病区内有固定数量，使用后凭医生的处方领取补充。

2. 中心药房

医院内设有中心药房，中心药房的人员负责摆药，病区护士核对并取回，按时给病人服用。

（三）药物的保管

1. 药柜放置

药柜应放在通风、干燥、光线明亮处，避免阳光直射，保持整洁，由专人负责，定期检查药品质量，以确保药品安全。

2. 分类放置

药品应按内服、外用、注射、剧毒等分类放置，先领先用、以防失效。贵重药、麻醉药、剧毒药应有明显标记，加锁保管，专人负责，使用专本登记，并实行严格交班制度。

3. 标签明显

药瓶上贴有明显标签：内服药标签为蓝色边、外用药为红色边、剧毒药和麻醉药为黑色边。标签要字迹清楚，标签上应标明药名（中、英文对照）、浓度、剂量。

4. 定期检查

药物要定期检查，如有沉淀、混浊、异味、潮解、霉变等现象，或标签脱落、辨认不清，应立即停止使用。

5. 妥善保存

根据药物的性质妥善保存。

（1）易挥发、潮解或风化的药物：如乙醇、过氧乙酸、碘酊、糖衣片等，应装瓶、盖紧瓶盖。

（2）易氧化和遇光易变质的药物：如维生素 C、氨茶碱、盐酸肾上腺素等,应装在棕色瓶内或避光容器内,放于阴暗处保存;如肾上腺素类、硝普钠等,使用时也应遮光或避光。

(3)易被热破坏的某些生物制品和药品:如蛋白制剂、疫苗、益生菌、干扰素等,应置于2~10℃低温环境中保存。

(4)易燃易爆的药物:如乙醇、乙醚、环氧乙烷等,应单独存放,密闭瓶盖置于阴凉处,并远离明火。

(5)易过期的药物:如各种抗生素、胰岛素等,应按有效期先后,有计划地使用,避免因药物过期造成浪费。

(6)病人个人专用的贵重或特殊药物应单独存放,并注明床号、姓名。

二、给药的原则

给药原则是一切用药的总则,在执行药疗时必须严格遵守。

(一)根据医嘱准确给药

给药属于非独立性的护理操作,必须严格根据医嘱给药。护士应熟悉常用药物的作用、副作用、用法和毒性反应,对有疑问的医嘱,应及时向医生提出,切不可盲目执行,也不可擅自更改医嘱。

(二)严格执行查对制度

护士在执行药疗时,应首先认真检查药物的质量,对疑有变质或已超过有效期的药物,应立即停止使用。要将准确的药物,按准确的剂量,用准确的途径,在准确的时间内给予准确的病人,即给药的"五个准确"。因此，在执行药疗时，护士应做好"三查七对"。

三查：指操作前、操作中、操作后查（查七对的内容）。

七对：对床号、姓名、药名、浓度、剂量、用法、时间。

（三）安全正确用药

准确掌握给药时间、方法；给药前应评估病人的病情、治疗方案、过敏史和所用的药物，向病人解释，以取得合作，并给予相应的用药指导，提高病人自我合理用药能力。药物备好后及时分发使用，避免久置后引起药物污染或药效降低。对易发生过敏反应的药物，使用前应了解患者的过敏史，按要求对其做过敏试验，结果阴性方可使用。

（四）密切观察用药反应

给药后护士要监测病人的病情变化，动态评价药物疗效和不良反应，并做好记录。例如，用硝苯地平治疗心绞痛时，应观察心绞痛发作的次数、强度、心电图等情况。

三、给药的途径

依据药物的性质、剂型、机体组织对药物的吸收情况和治疗需要等，选择不同的给药途径。常用的给药途径有口服给药、舌下给药、直肠给药、皮肤黏膜给药、吸入给药、注射给药（皮内、皮下、肌内、静脉注射）等。除动、静脉注射药液直接进入血液循环外，其他药物均有一个吸收过程，吸收顺序依次为：气雾吸入→舌下含服→直肠给药→肌内注射→皮下注射→口服给药→皮肤给药。

四、给药的次数与时间

给药次数与时间取决于药物的半衰期，以能维持药物在血液中的有效浓度为最佳选择，同时考虑药物的特性及人体的生理节奏。

五、影响药物作用的因素

每种药物都有各自的药理作用及特点，同时，药物疗效也会受机体因素（如病人的年龄、性别、心理行为、病理状态等）和药物因素（如剂量、剂型、给药途径与时间、联合用药等）的影响而出现不同程度的差异。为了保证每位病人在用药过程中都能达到最佳的治疗效果和最小的不良反应，护士必须掌握影响药物作用的各种因素，以便及时采取恰当的护理措施。

（一）机体因素

1. 生理因素

（1）年龄与体重：一般来说，药物用量与体重成正比，但儿童和老人对药物的反应与成人不同，除体重因素外，还与生长发育和机体的功能状态有关。儿童的各种生理功能及调节机制尚未发育完善，与成人的差别较大，对药物的反应比较敏感。例如，小儿对影响水盐代谢和酸碱平衡的药物较为敏感，使用利尿药后容易出现严重的血钾和血钠降低。老年人各种器官，尤其是肝、肾功能的减退也影响到药物的代谢、排泄，因而对药物的耐受性降低。另外，老年人用药的依从性较差，应注意督促其按医嘱服药。

（2）性别：性别不同对药物的反应除性激素外一般无明显的差别。不过，女性在月经期、妊娠期、分娩期和哺乳期时用药要特别注意，如月经期慎用或禁用峻泻药、抗凝药和刺激性药物，以免引起盆腔充血、月经过多；妊娠期特别注意有些药物可以通过胎盘进入胎儿体内引起中毒或造成胎儿畸形；分娩期使用镇静药要注意用药时机，避免吗啡等镇静药对新生儿呼吸产生抑制作用；哺乳期用药要考虑有些药物通过乳汁排泄，进入乳儿体内影响发育或引起中毒。

2. 病理状态

疾病可影响机体对药物的敏感性，也可改变药物的体内过程，从而增强或减弱药物的效应。在病理因素中，应特别注意肝肾功能受损程度。肝功能不良时肝药酶活性降低，使药物代谢速度变慢，造成药物作用增强，半衰期延长。例如，地西泮（安定）的正常半衰期为46.6小时，肝硬化病人可使该药半衰期延长达105.6小时，因此，地西泮、苯巴比妥、洋地黄毒苷等主要在肝脏代谢的药物要注意减量、慎用或禁用。同样，肾功能不良时，药物排泄减慢、半衰期也会延长，某些主要经肾脏消除的药物如氨基糖苷类抗生素、头孢唑啉等应减少剂量或适当延长给药间隔时间，避免引起蓄积中毒。

3. 心理行为因素

心理行为因素在一定程度上可影响药物的效应，其中以病人的情绪、对药物的信赖程度、对药疗的配合程度、医护人员的语言及暗示作用等最为重要。病人情绪愉快、乐观，则药物较易发挥治疗效果；病人对药物的信赖程度也可影响药物疗效。病人如认为某药对他不起作用或觉得疗效不高，可能会采取不配合态度，以致将该药拣出后偷偷扔掉。相反，病人对药物信赖，可提高疗效，甚至使某些本无活性的药物起到一定的"治疗作用"，如"安慰剂"的疗效正是心理因素影响的结果。

（二）药物因素

1. 药物剂量

药物剂量大小与效应强弱之间呈一定关系，药物必须达到一定的剂量才能产生效应。在一定范围内，药物剂量增加，其药效相应增强；剂量减少，药效减弱；当剂量超过一定限度时则会产生中毒反应。在使用安全范围小的药物，如洋地黄类药物时，护士应特别注意监测其中毒反应。有些药物，如氯化钾溶液，静脉用药时特别要控制静脉输液时的速度，速度过快会造成单位时间内进入体内的药量过大，引起毒性反应。

2. 药物剂型

同一药物的不同剂型由于吸收量与速度不同，从而影响药效的快慢和强弱。例如，口服给药时，液体制剂比固体制剂吸收快；肌内注射时，水溶液比混悬液、油剂吸收快，因而作用发生也较快。

3. 给药途径与时间

不同的给药途径能影响药效的强弱，甚至个别药物会出现质的差别，如硫酸镁口服给药产生缓泻和利胆作用，肌内注射则产生抗惊厥和降压作用。应根据病人的具体情况，选择恰当的给药途径，充分发挥药物的治疗作用，减少不良反应的发生。用药的次数与间隔时间取决于药物的半衰期，应根据病人的具体情况，以维持药物在血中的有效浓度为最佳选择。用药时间要综合考虑药物性质及其吸收情况、对消化道的刺激性、需要药物作用的时间等因素。

4. 联合用药

联合用药指为了达到治疗的目的而采取的两种或两种以上药物同时或先后应用。联合用药可发生药物之间或机体与药物之间的相互作用，导致药物的吸收、分布、生物转化、排泄及作用效应等各方面的相互干扰，从而改变药物的效应和毒性。合理的联合用药可以增强疗效，减少毒性作用，如异烟肼和乙胺丁醇合用能增强抗结核作用，乙胺丁醇还可延缓异烟肼耐药性的产生。不合理的联合用药会降低疗效，增加毒性，应予以注意，如庆大霉素若与依他尼酸和呋塞米配伍，可致永久性耳聋；若与阿米卡星、链霉素配伍可导致肾功能损害、神经性耳聋等。又如维生素 C 若与磺胺类合用，会使药效降低；静脉点滴青霉素的病人不能同时口服琥乙红霉素片，因为后者可干扰青霉素的杀菌效能。因此，药物的相互作用已成为合理用药内容的组成部分，护士应根据用药情况，从药效学、药动学及机体情况等方面分析，判断联合用药是否合理，并指导病人安全用药。临床静脉滴注药物时，注射剂在混合使用或大量稀释时易产生化学或物理改变，因此要遵守"常见药物配伍禁忌"的规定。

（三）其他因素

饮食可以影响药物的吸收和排泄，进而影响药物的疗效。①饮食能促进药物的吸收增加疗效：高脂饮食可以促进脂溶性维生素 A、维生素 D、维生素 E 的吸收，因此维生素 A、维生素 D、维生素 E 宜在餐后服用；酸性食物可增加铁剂的溶解度，促进铁的吸收。②饮食能干扰药物的吸收降低疗效：在补钙时不宜同食菠菜，因菠菜中含有大量的草酸，草酸与钙结合成草酸钙而影响钙的吸收。服铁剂时不能与茶水、高脂饮食同时服用，因茶叶中的鞣酸与铁结合形成铁盐妨碍吸收；脂肪抑制胃酸分泌，也影响铁的吸收。③饮食能改变尿液的 pH 而影响药物疗效：鱼、肉等在体内代谢产生酸性物质，豆制品、蔬菜等素食在体内代谢产生碳酸氢盐，它们排出时会影响尿的 pH，进而影响药物疗效。例如，氨苄西林在酸性尿液中杀菌力强，在治疗泌尿系统感染时，应多食荤食，使尿液呈酸性，增强抗菌作用。磺胺类药物在碱性尿液中抗菌力较强，应多食素食，以碱化尿液增加疗效。

第二节　口服给药法

口服给药是临床上最常用、方便、经济、安全、适用范围广的给药方法，药物经口服后被胃肠道吸收入血液循环，从而达到局部治疗和全身治疗的目的。然而，由于口服给药吸收较慢且不规则，易受胃内容物的影响，药物产生效应的时间较长，因此不适用于急救、意识不清、呕吐不止、禁食等病人。

一、目的

协助病人遵照医嘱安全、正确地服下药物，以达到减轻症状、治疗疾病、维持正常生理功能、协助诊断和预防疾病的目的。

二、操作前准备

（一）评估病人并解释

1. 评估

①病人的病情、年龄、意识状态及治疗情况；②病人的吞咽能力，有无口腔、食管疾患，有无恶心、呕吐状况；③病人是否配合服药及遵医行为；④病人对药物的相关知识了解程度。

2. 解释

向病人及家属解释给药目的和服药的注意事项。

（二）药物及用物准备

1. 药物准备

病人所需口服药物由中心药房负责准备。病区护士负责把服药车、医生处方送至中心药房，中心药房的药剂师负责摆药、核对，并将服药车上锁，外勤人员将服药车送至病区。

2. 用物准备

药车、服药本、小药卡、饮水管、水壶（内盛温开水）等。

（三）病人准备

了解服药目的、方法、注意事项和配合要点，取舒适体位。

（四）环境准备

环境清洁、安静、光线充足。

（五）护士准备

衣帽整齐，修剪指甲，洗手，戴口罩。

三、注意事项

（1）严格执行查对制度和无菌操作原则。

（2）需吞服的药物通常用 40～60 ℃温开水送下，禁用茶水服药。

（3）婴幼儿、鼻饲或上消化道出血病人所用的固体药，发药前需将药片研碎。

（4）增加或停用某种药物时，应及时告知病人。

（5）注意药物之间的配伍禁忌。

四、健康教育

解释用药的目的和注意事项，根据药物的特性进行正确的用药指导，具体如下。

（1）对牙齿有腐蚀作用的药物，如酸类和铁剂，应用吸水管吸服后漱口，以保护牙齿。

（2）缓释片、肠溶片、胶囊吞服时不可嚼碎；舌下含片应放舌下或两颊黏膜与牙齿之间待其溶化。

（3）健胃药宜在饭前服；助消化药及对胃黏膜有刺激性的药物宜在饭后服；催眠药在睡前服；驱虫药宜在空腹或半空腹服用。

（4）抗生素及磺胺类药物应准时服药，以保证有效的血药浓度。

（5）服用对呼吸道黏膜起安抚作用的药物，如服用止咳糖浆后不宜立即饮水。

（6）某些磺胺类药物经肾脏排出，尿少时易析出结晶堵塞肾小管，服药后要多饮水。

（7）服强心苷类药物时要加强对心率及节律的监测，脉率低于每分钟 60 次或节律不齐时应暂停服用，并告知医生。

第三节　注射给药法

注射给药法是将无菌药液注入体内，以达到预防和治疗疾病的目的的方法。注射给药法具有药物吸收快、血药浓度升高迅速、进入体内的药量准确等优点，适用于需要药物迅速发生作用或因各种原因不能经口服药的病人，但注射给药法也会造成一定程度的组织损伤，引起疼痛及潜在并发症。另外，因药物吸收快，某些药物的不良反应出现迅速，处理也相对困难。常用的注射给药法包括皮内注射、皮下注射、肌内注射及静脉注射。

一、注射原则

（一）严格执行查对制度

（1）做好"三查七对"，确保准确无误给药。

（2）检查药物质量，如发现药液过期、混浊、沉淀、变色、变质或药液瓶身有裂痕等现象，则不可使用。

（3）同时注射多种药物，应检查药物有无配伍禁忌。

（二）严格遵守无菌操作原则

（1）注射场所空气清洁，符合无菌操作要求。

（2）注射前护士必须修剪指甲、洗手、戴口罩、衣帽整洁。

（3）注射器内壁、活塞轴、乳头、针梗、针尖及针栓内壁保持无菌。

（4）注射部位皮肤按要求进行消毒：①用棉签蘸取2%碘酊，以注射点为中心向外螺旋式消毒，直径在5 cm以上，待碘酊干后，用75%乙醇以同法脱碘，范围大于碘酊消毒面积，待乙醇干后即可注射；②或用0.5%碘伏或安尔碘以同法消毒两遍，无需脱碘。

（三）严格执行消毒隔离制度，预防交叉感染

（1）注射时做到一人一套物品，包括注射器、针头、止血带、垫巾。

（2）所用物品需按消毒隔离制度处理；对一次性物品应按规定处理（针头置于锐器盒，集中焚烧；注射空筒与活塞分离，毁形后集中置于医用垃圾袋中统一处理），不可随意丢弃。

（四）选择合适的注射器及针头

（1）根据药物剂量、黏稠度和刺激性的强弱选择注射器和针头。

（2）注射器应完整无损，不漏气；针头锐利、无钩、不弯曲、不生锈；注射器和针头衔接紧密；一次性注射器包装不漏气，在有效时间内使用。

（五）注射药液现配现用

药液在规定注射时间临时抽取，即刻注射，以防药物效价降低或被污染。

（六）选择合适的注射部位

（1）注射部位应避开神经、血管处（动、静脉注射除外）。

（2）不可在炎症、瘢痕、硬结、皮肤受损处进针。

（3）对需长期注射的病人，应经常更换注射部位。

（七）注射前排尽空气

注射前必须排尽注射器内空气，特别是静脉注射，以防气体进入血管形成栓塞；排气时防止药液浪费。

（八）注射前检查回血

进针后、注射药液前，务必检查有无回血。静脉注射必须见有回血后方可注入药物；皮下、肌内注射无回血方可注射，如有回血，须拔出针头重新进针。

（九）掌握合适的进针角度和深度

（1）各种注射法分别有不同的进针角度和深度要求。

（2）进针时不可将针梗全部刺入注射部位，以防不慎断针增加处理的难度。

（十）掌握无痛注射技术

（1）解除病人思想顾虑，分散其注意力，取合适体位，使肌肉放松，便于进针。

（2）注射时做到"二快一慢"，即进针、拔针快，推药速度缓慢且均匀。

（3）注射刺激性较强的药物时，应选用细长针头，进针要深；同时注射多种药物，一般应先注射刺激性较弱的药物，再注射刺激性强的药物。

二、注射前准备

(一) 用物准备

1. 治疗车上层

(1) 治疗盘：也称基础治疗盘，常规放置如下。①无菌持物镊，放于灭菌后的干燥容器内；②2%的碘酊、75%乙醇或0.5%碘伏等皮肤消毒液；③无菌棉签、无菌纱布或棉球、砂轮、弯盘、启瓶器，静脉注射时备止血带、一次性垫巾等。

(2) 注射器及针头：注射器由空筒和活塞组成。空筒前端为乳头，表面有刻度，活塞后部为活塞轴、活塞柄。针头由针尖、针梗和针栓3部分组成。

(3) 注射药液：按医嘱准备。

(4) 医嘱卡：作为注射给药的依据。

(5) 无菌盘。

(6) 手消毒液。

2. 治疗车下层

锐器收集盒、医用垃圾桶、生活垃圾桶。

(二) 抽吸药液

1. 目的

用注射器抽吸适量药液，为注射做准备。

2. 操作前准备

（1）环境准备

清洁、安静、光线适宜。

（2）护士准备

衣帽整洁，修剪指甲，洗手，戴口罩。

（3）用物准备

同"（一）用物准备"。

三、注意事项

（1）严格执行无菌操作原则和查对制度。

（2）抽药时不能握住活塞体部，以免污染空筒内壁和药液；排气时不可浪费药液以免影响药量的准确性。

（3）根据药液的性质抽吸药液：混悬剂摇匀后立即抽吸；抽吸结晶、粉剂药物时，用无菌生理盐水、注射用水或专用溶媒将其充分溶解后抽吸；油剂可稍加温或双手对搓药瓶（药液遇热易破坏者除外）后，用稍粗针头抽吸。

（4）药液需现用现配，避免药液污染和效价降低。

参考文献

[1] 陈文彬,潘祥林 . 诊断学[M].8 版 . 北京:人民卫生出版
社,2013.

[2] 蔡威,邵玉芬 . 现代营养学[M]. 上海:复旦大学出版社,2010.

[3] 曹伟新 . 外科护理学[M].3 版 . 北京:人民军医出版社,2002.

[4] 陈建国 . 药理学[M]. 北京:科学出版社,2007.